Monica Chaudhry

Suplementos dietéticos de fluoreto

Monica Chaudhry

Suplementos dietéticos de fluoreto

ScienciaScripts

Imprint

Cover image: www.ingimage.com

This book is a translation from the original published under ISBN 978-3-659-82381-7.

Publisher:
Sciencia Scripts
is a trademark of
Dodo Books Indian Ocean Ltd. and OmniScriptum S.R.L publishing group

120 High Road, East Finchley, London, N2 9ED, United Kingdom
Str. Armeneasca 28/1, office 1, Chisinau MD-2012, Republic of Moldova, Europe
Managing Directors: Ieva Konstantinova, Victoria Ursu
info@omniscriptum.com

Printed at: see last page
ISBN: 978-620-8-51504-1

ÍNDICE

1. INTRODUÇÃO

A saúde oral reflecte a condição do corpo como um todo e a cárie dentária tem sido observada como a doença oral mais prevalente. Afecta ambos os sexos, em todos os grupos etários, todos os grupos raciais e étnicos e espalha-se por toda a escala de todas as classes socioeconómicas[1,2]. Para além da dor e do desconforto causados por esta doença, o doente ou os seus pais também têm de suportar os encargos financeiros do tratamento. Por conseguinte, a prevenção da cárie dentária é uma tarefa importante na nossa profissão de dentista[1].

O flúor sempre foi considerado como o principal elemento para inibir a cárie dentária, o seu início e a sua progressão[2]. "Um desequilíbrio no equilíbrio fisiológico entre o mineral do dente e o fluido do biofilme"[3] acaba por conduzir à cárie dentária. A metabolização dos hidratos de carbono na superfície do dente pelas bactérias cariogénicas resulta na formação de ácido que leva à dissolução do fosfato de cálcio que constitui o material inorgânico do dente[3]. A cárie dentária sempre foi conhecida como um problema significativo na saúde pública dentária e afecta quase 100% da população, estando muitas vezes fortemente associada à classe socioeconómica mais baixa e, por conseguinte, aos países em desenvolvimento e subdesenvolvidos[3,4]. A maioria dos países desenvolvidos, no entanto, observou um declínio na prevalência da cárie dentária e a principal razão por detrás deste declínio foi considerada a exposição ao flúor[3]. Sendo o flúor uma intervenção baseada em provas bem estabelecidas, é frequentemente utilizado nas formas tópica e sistémica nas comunidades, nos consultórios dentários e mesmo em casa[2]. No entanto, o seu consumo excessivo coloca os ossos e os dentes em risco de desenvolver fluorose esquelética e dentária[4]. O flúor actua por vários mecanismos, sendo os mais importantes a inibição da desmineralização e o aumento da remineralização nos cristais do esmalte e a inibição das enzimas das bactérias cariogénicas que ajudam no metabolismo dos hidratos de carbono e induzem a cárie[5].

Segundo uma revisão das recomendações baseadas em provas, foi registada uma redução de 60% das cáries na dentição primária e de 39 a 80% na dentição permanente após a utilização de suplementos dietéticos de flúor (OMS, 1994)[6]. Os suplementos dietéticos de flúor, tais como comprimidos e pastilhas, têm um efeito tópico nos dentes erupcionados quando o comprimido é engolido antes de ser engolido. O flúor libertado pelos suplementos dietéticos, que podem estar sob a forma de comprimidos, gotas, pastilhas e gomas de mascar, está presente na placa bacteriana, nas superfícies dos dentes e na saliva[7].

Foi concluído por uma revisão sistemática de 20 relatórios e 12 ensaios da JADA, publicada no ano de 2008, que existem provas fracas e inconsistentes de que os suplementos dietéticos de flúor reduzem a incidência de cáries dentárias nos dentes primários[7]. Um estudo realizado por Acharya S. em Davengere, na Índia, com 544 crianças, também provou que o fluoreto da água é um fator importante responsável pela baixa prevalência de cáries. Os resultados mostraram uma correlação negativa significativa (r = -0,16) entre a concentração de flúor da água potável e a incidência de cáries dentárias[8]. No entanto, a evidência para a prevenção de cáries através da suplementação dietética de flúor nos dentes permanentes foi estabelecida com vários graus de fluorose dentária como um efeito adverso[9]. No estudo acima mencionado, observou-se que a fluorose dentária aumentou de 16% a 0,43 ppm para 100% a 3,41 ppm. Assim, a eficácia dos suplementos dietéticos de fluoreto sempre foi discutível e também comparada com a eficácia dos fluoretos tópicos. Os suplementos dietéticos de flúor são necessários quando a água da comunidade tem uma concentração inadequada de flúor, quando a fluoretação da água não é viável, em comunidades onde é consumida água filtrada engarrafada não fluoretada[7]. Os suplementos dietéticos de flúor são geralmente prescritos às crianças com elevado risco de cárie e com uma ingestão total de flúor inferior ao nível adequado de acordo com o peso da criança (Associação Dentária Canadiana). Este facto impede o médico de prescrever quaisquer suplementos dietéticos de fluoreto antes da estimativa da ingestão total de fluoreto[9].

Já passaram mais de três décadas desde o início da recomendação de suplementos dietéticos de fluoreto[8]. Durante este tempo, os profissionais de saúde e os consumidores foram informados sobre os benefícios do flúor. Este facto levou muitas vezes a que a crença de que "o flúor é o mais eficaz na prevenção das cáries" fosse tomada como um dado adquirido. A utilização de suplementos durante os primeiros 6 anos de vida tem sido frequentemente associada a uma maior tendência para desenvolver fluorose[9]. A ingestão imprudente de suplementos dietéticos de flúor em áreas dos EUA e da Austrália com baixo teor de flúor na água potável tem sido a principal razão por detrás do aumento da prevalência de fluorose ligeira nos dentes permanentes, o que levou à inferência de um limite original elevado da gama "óptima" de ingestão diária de flúor[10]. Os principais conhecimentos dos clínicos sobre a utilização e segurança destes produtos, juntamente com as estratégias de avaliação do risco de cárie, o cálculo quase exato do consumo total de flúor e a comunicação do mesmo ao doente são componentes essenciais para maximizar os benefícios dos fluoretos e minimizar o risco de toxicidade dos mesmos[2].

A vantagem do flúor na prevenção das cáries e o risco de desenvolvimento de fluorose devem ser tidos em consideração de modo a garantir que existe um equilíbrio. É essencial manter este equilíbrio, uma vez que o flúor tem uma variedade de fontes que vão desde o solo, a água, os alimentos, os produtos farmacêuticos, os pesticidas, os agentes tópicos até aos suplementos dietéticos de flúor sob a forma de comprimidos, pastilhas, gotas e gomas de mascar. Isto torna o equilíbrio suscetível de se deslocar para o lado da fluorose. Desde a introdução dos suplementos dietéticos de fluoreto na década de 1940, foram sempre levantadas questões sobre a sua eficácia como agente de prevenção da cárie dentária e a sua tendência para causar toxicidade, o que acabou por resultar em alterações nas diretrizes e recomendações para os suplementos dietéticos de fluoreto pela Associação Dentária Americana. No entanto, os suplementos dietéticos de flúor continuam a ser um dos melhores factores de proteção contra a cárie e continuam a ser utilizados, e em áreas com baixo teor de flúor na água potável, são normalmente a única fonte viável de flúor para os residentes que estão em risco acrescido de desenvolver cárie dentária[2-7].

2. REVISÃO DA LITERATURA

i. HISTÓRICO

Os suplementos dietéticos de flúor foram considerados uma alternativa razoável nos casos em que a fluoretação da água não era possível, quando foram inicialmente introduzidos. Foram considerados valiosos tanto para os indivíduos como como medida de saúde pública. Mais recentemente, concluiu-se que o efeito cariostático dos suplementos dietéticos de flúor pode ser menor do que o sugerido em ensaios anteriores[11]. Os ensaios para testar os suplementos de flúor como agentes cariostáticos começaram na década de 1940[12]. O Conselho de Terapêutica Dentária da Associação Dentária Americana publicou recomendações para a suplementação com flúor depois de os ensaios clínicos da década de 1940 terem provado a sua segurança. Uma revisão da literatura de 21 ensaios clínicos sobre a suplementação com flúor efectuada por Driscoll em 1974 encontrou uma redução de 50-80% das cáries na dentição primária e permanente quando a suplementação com flúor na dieta foi iniciada antes dos 2 anos de idade em crianças[13].

Demonstração do efeito tópico do flúor

Os ensaios clínicos para o estabelecimento de uma associação entre a administração de suplementos dietéticos de flúor e a redução da cárie dentária começaram na década de 1940. Entre os vários ensaios, os estudos de ***Bibby*** et al e ***Arnold*** marcaram a história dos suplementos dietéticos de flúor[11].

Bibby et al, no seu estudo da década de 1950, comparou a eficácia das pastilhas de flúor (para chupar) e dos comprimidos de flúor (para engolir) na prevenção da cárie dentária em crianças do grupo etário dos 5 aos 14 anos[12,14]. A incidência de cáries dentárias registada em crianças que utilizaram pastilhas de flúor foi inferior à registada em crianças que engoliram comprimidos de flúor. Ambos os suplementos continham 2,21 mg de fluoreto de sódio e as crianças foram divididas em dois grupos, em que 119 e 133 crianças consumiram pastilhas de fluoreto e comprimidos de fluoreto, respetivamente, durante um ano. No grupo que utilizou as pastilhas, apareceram 4 novas lesões cariosas durante o ano de estudo, enquanto no grupo que ingeriu comprimidos de flúor foram observadas 6,6 novas áreas cariosas. Os resultados são interpretados como indicando que o uso de pastilhas de flúor pode ajudar no controlo da progressão da cárie dentária e que a redução da incidência de cárie produzida por essas pastilhas deve ser o resultado da ação sobre as superfícies externas dos dentes[15]. As dosagens dos suplementos de flúor devem imitar as estimativas anteriores da ingestão de flúor na dieta de indivíduos em comunidades otimamente fluoretadas[12,14].

Achados semelhantes também foram relatados no estudo da década de 1960 por ***Arnold*** *et al.* no qual soluções concentradas de fluoreto de sódio ou comprimidos de fluoreto deveriam ser adicionados à água potável dos participantes para aproximar uma ingestão diária de fluoreto de 1,0 mg. Este método de suplementação havia sido proposto em 1958 na primeira dosagem de flúor da American Dental Association[11]. Este esquema exigia a dissolução de um comprimido de fluoreto de sódio de 2,2 mg em 1 litro de água, que deveria ser usado na preparação de alimentos ou como água potável para crianças com menos de 2 anos de idade. A suplementação era recomendada apenas nas áreas com menos de 0,7 mg F/L, sendo a dose completa de suplementação aplicável àquelas cujas águas de abastecimento continham <0,2 mg F-/L[11]. Embora esta dose original tenha demonstrado ser altamente eficaz contra as cáries, este regime de suplementação foi associado ao desenvolvimento de fluorose do esmalte[16].

O sucesso destes ensaios levou à publicação das primeiras recomendações em 1958, pelo Council on Dental Therapeutics da American Dental Association (ADA). Seguiram-se as primeiras recomendações da Academia Americana de Pediatria (AAP) em 1972[11].

TABELA 1: Calendário de suplementação com flúor de 1979 (ADA/AAP/AAPD)

	Concentração de fluoreto na água (mg/L)		
Idade da criança	<0.3	0.3-0.7	>0.7
Nascimento*-2anos	0.25	0	0
2-3 anos	0.50	0.25	0
3-13 anos**	0.75	0.50	0.25

*O programa AAP começa às 2 semanas de idade

**O calendário da PAA termina aos 16 anos de idade.

Suplementos dietéticos de flúor e desenvolvimento de fluorose dentária

Na década de 1970, a literatura apresentava uma variedade de esquemas de dosagem de suplementos dietéticos de flúor, como resultado dos ensaios clínicos em que se observou um aumento das opacidades do esmalte em crianças que seguiam a dosagem recomendada de suplementos dietéticos de flúor pela AAP[11].

Os primeiros investigadores a medir a fluorose dentária em crianças que recebiam suplementos de fluoreto na dieta foram ***Aasenden*** e ***Peebles*** em 1974. Os seus sujeitos foram obrigados a consumir 0,5 mg de flúor por dia, desde pouco depois do nascimento até aos 3 anos de idade, seguido de 1 mg de flúor por dia a partir daí. Os resultados sugerem que houve um aumento de duas vezes na fluorose dentária no grupo de suplementação com flúor em comparação com o grupo de controlo[17].

No entanto, foram encontrados resultados diferentes em 1976 por ***Andersson e Grahen,*** que efectuaram um estudo para saber se a utilização de comprimidos de flúor tinha algum efeito nos defeitos de mineralização do esmalte. A amostra era constituída por 127 crianças que receberam comprimidos de flúor de 0,55 mg por dia até aos 5 anos de idade e 129 crianças que não receberam qualquer suplemento de flúor na dieta. Os resultados não revelaram alterações significativas nos defeitos de mineralização do esmalte em ambos os grupos. Em investigações posteriores, verificou-se que a razão por detrás deste resultado poderia ser o facto de uma das crianças do grupo de controlo ter consumido água de Ramlosa com uma concentração de flúor de 4 mg de flúor por litro, e três terem ido de férias para as férias de verão, presumindo-se que o local de férias tinha um elevado teor de flúor na água potável. No entanto, os defeitos de mineralização do esmalte continuaram a não ser justificados nos outros controlos. Outro estudo efectuado por ***Bragmian, Narendran e Ward*** em 1989, com base em 206 crianças do Michigan, chegou à mesma conclusão de que não houve efeito significativo na prevalência de fluorose dentária após a administração de suplementos dietéticos de flúor[17].

Visão geral dos regimes de suplementação de flúor sugeridos

Nikiforuk e Fraser, em 1964, sugeriram uma série de recomendações futuras com o seu esquema de suplementação de fluoreto na dieta, apresentado no Quadro 1. O seu esquema dividia a idade em quatro categorias, começando no nascimento e terminando aos 12 anos de idade. A categoria de água potável incluía quatro categorias, não sendo recomendada qualquer suplementação com níveis de fluoreto na água superiores a 0,75mg/L[18].

TABELA 2: Regime de suplementação diária de flúor (mg/dia) por Nikiforuk & Fraser (1964)				
	Concentração de fluoreto na água (mg/L)			
Idade da criança	0-0.25	0.254.50	0.50-0.75	>0.75
Nascimento-12 meses	0.25	0	0	0
1-4 anos	0.50	0.25	0	0

4-8 anos	0.75	0.50	0.25	0
8-12 anos	1.00	0.75	0.50	0

Durante a década de 1970, uma infinidade de regimes de flúor na dieta proliferou. Várias dessas novas propostas foram motivadas pelo estudo de 1974 de Aasenden e Peebles que demonstrou taxas inesperadamente altas de fluorose dentária entre crianças suplementadas com as dosagens da AAP. Alguns, como o programa ***de Ripa*** de 1974, tinham pouca semelhança com os regimes da ADA ou da AAP, mas obviamente procuravam reduzir a dose de flúor para bebés com menos de 24 meses e ajustar as doses para crianças que consumiam água com deficiência de flúor[11].

Wei et al., em 1977, propuseram o calendário em que o seu esquema iniciava a suplementação à nascença, e dividiram o nível de fluoreto da água do recetor em cinco intervalos. As faixas etárias foram comprimidas na extremidade inferior, abrangendo o nascimento - 6 meses, 6-18 meses, 1836 meses e 36 meses - 6 anos, além do qual nenhuma suplementação foi recomendada[11].

TABELA 3: Regime de suplementação diária de flúor (mg/dia) por Wei et al.(1977)					
	Concentração de fluoreto na água (mg/L)				
Criança Idade	<0.2	0.2-0.4	0.4-0.6	0.6-0.8	>0.8
Nascimento-6 meses	0	0	0	0	0
6-8 meses	0.25	0*	0*	0*	0*
18-36 meses	0.50	0.25	0	0	0
3-6 anos	0.75	0.50	0.25	0	0

* 0,25 mg/dia para bebés amamentados com idades compreendidas entre os 6 e os 12 meses.

Alguns meses mais tarde, na mesma revista, ***Parkins*** propôs outro regime, desta vez subdividindo o fluoreto da água potável em intervalos de ~0,30, .3-0,7 e >0,7 mg F/L. As quatro faixas etárias foram alargadas para cinco, e o início da suplementação foi adiado até aos 6 meses de idade. Em 1978, ***Adair e Wei***, motivados pelos níveis de flúor em algumas fórmulas infantis, propuseram o esquema apresentado na Tabela 6. Este esquema era essencialmente idêntico ao de Wei et al., exceto que 0,25 mg de F- era recomendado para bebés totalmente amamentados desde o nascimento até aos 18 meses de idade, independentemente do estado de fluoreto da água de consumo[11].

TABELA 4: Regime de suplementação diária de flúor (mg/dia) por Parkins (1977)			
	Concentração de fluoreto na água (mg/L)		
Idade da criança	0-0.3	0.3-0.7	>0.7
6 meses-2 anos	0.25	0	0
2-4 anos	0.50	0.25	0
4-6 anos	0.75	0.50	0.25
6-8 anos	1.00	0.75	0.50
>8 anos	1.00	1.00	1.00

Esses esquemas alternativos eram, em grande parte, derivações empíricas dos regimes então vigentes da ADA ou da AAP. Eles tentaram levar em consideração a ingestão de flúor de outras fontes, principalmente alimentos e dentifrícios, que poderiam estar contribuindo para níveis inesperadamente altos de fluorose dentária. Em geral, a eficácia preventiva da cárie destes esquemas alternativos não foi comprovada em ensaios clínicos[11].

ii. PAPEL DO FLÚOR NA SALIVA

A nossa saliva é composta por 99% de água e o resto é constituído por enzimas como a ptialina, electrólitos, muco e elementos como o potássio, fosfato, bicarbonato, sódio e flúor. Destes, o cálcio, o fosfato, o flúor e o fluxo salivar e o flúor são factores protectores que podem equilibrar, prevenir ou reverter a cárie dentária[19,20]. O nível de fluoreto na saliva é aproximadamente 65% do nível no plasma ***(Ekstrand*** 1977). As concentrações de fluoreto no plasma não são reguladas homeostaticamente. Aumentam e diminuem consoante a ingestão total de fluoreto. Nos adultos, os níveis de fluoreto no plasma estão aparentemente relacionados com a exposição diária de fluoreto. Foram encontrados níveis médios de fluoreto no plasma de 9,5 μg /L em indivíduos que vivem em áreas com uma concentração de fluoreto na água de 0,1 mg/L ou menos, em comparação com um nível médio de fluoreto no plasma tão elevado como 19-28,5 μg/L em indivíduos que vivem em áreas com um teor de fluoreto na água de 1,0 mg/L[21]. Num estudo efectuado por ***Toumba*** (2001), o nível médio de fluoreto na saliva de crianças de 8 anos de idade foi de 0,05-0,10 mg/L e foi também relatada uma relação inversa com a incidência de cáries dentárias nestas crianças[22]. O flúor reduz a cárie através de alguns mecanismos, dos quais três são os principais:

1. Incorporação de flúor no esmalte durante o desenvolvimento do dente. Isto resulta na formação de cristais de fluorhidroxiapatite, que são mais resistentes aos ataques ácidos do processo de cárie e é um benefício sistémico[20,23].

2. Mecanismo de remineralização/desmineralização. O flúor aumenta a remineralização, combinando-se com o dente e tornando o esmalte coronário e as superfícies radiculares mais resistentes à cárie. O esmalte remineralizado mais resistente, por sua vez, restringe a ação dos ácidos, que actuam para remover os minerais da superfície do dente (desmineralização)[23].

3. Inibição da glicose nas bactérias da cárie. O flúor interfere com o metabolismo bacteriano dos hidratos de carbono e reduz a produção de ácido, o que, por sua vez, reduz a cárie[1].

Em primeiro lugar, é importante conhecer as variáveis que regulam a concentração de flúor na saliva, por exemplo, a duração da mastigação, a ingestão do suplemento de flúor, o fluxo da saliva e, em segundo lugar, para obter os benefícios da exposição ao flúor, a fim de evitar a progressão da cárie dentária, o nível adequado de flúor deve ser conhecido pelo médico e pelos funcionários da saúde pública, para que possam ser seguidos vários procedimentos preventivos[24].

Variações na concentração de fluoreto na saliva

A concentração de flúor na saliva varia de acordo com o método de administração, a duração da exposição à respectiva fonte de flúor, o tempo decorrido após a exposição ao flúor e o sujeito[24,25].

Verificou-se que as concentrações de fluoreto após o consumo de fluoreto na dieta são mais elevadas do que as concentrações de fluoreto encontradas em indivíduos que consomem água fluoretada, mas a diferença não foi muito grande[23]. ***Wilson et al*** realizaram um estudo sobre as concentrações de flúor salivar em crianças de 5 e 6 anos de idade com várias exposições sistémicas ao flúor. O seu estudo concluiu que as crianças que bebiam água não fluoretada, mas que tinham tomado um suplemento diário de flúor durante pelo menos dois anos, tinham uma concentração plasmática de flúor na linha de base semelhante à das crianças que tinham consumido água fluoretada desde a infância. Os níveis máximos de fluoreto no plasma após a dose diária de suplemento são provavelmente significativamente mais elevados do que os níveis máximos de fluoreto no plasma registados pelas crianças que bebem água fluoretada[24].

Estudos demonstraram que quando são utilizados produtos com flúor, incluindo dentífricos, enxaguantes e géis, estes provocam uma concentração inicial elevada de flúor na saliva, que diminui com o tempo à medida que o flúor é eliminado da boca.

Também foi descrito que o flúor pode ser retido em concentrações na saliva entre 0,03 e 0,1 ppm durante 2 a 6 horas, dependendo do produto e do indivíduo[1]. O rácio entre as concentrações de fluoreto na saliva e no plasma foi de 0,55 ± 0,13 e 0,69 ± 0,11 nas experiências de fluxo salivar não estimulado e estimulado, respetivamente[26].

Verificou-se que, no caso dos doentes xerostómicos, os níveis de flúor são mantidos a um nível mais elevado em comparação com os outros doentes devido ao fluxo muito baixo de saliva[1]. O aumento do risco de cárie devido à redução do fluxo salivar nos idosos pode ser compensado por programas de comprimidos de flúor que aumentam a exposição ao flúor. Os padrões de depuração nos indivíduos idosos saudáveis são normalmente mais favoráveis do que num grupo de idosos com problemas de saúde sistémicos, o que leva a um fluxo salivar reduzido e a uma maior incidência de cáries. Foi observado um padrão de depuração salivar mais rápido na área sublingual do que nos vestíbulos posteriores inferiores em doentes reumáticos com sintomas de boca seca[27].

Concentração de fluoreto e remineralização

Na década de 1970, ***Brown*** e seus colaboradores afirmaram que baixas concentrações de flúor induzem a remineralização do dente. Outras investigações no laboratório foram realizadas num modelo de ciclo de pH que imitava a progressão da cárie em torno de brackets ortodônticos in vivo, que representava a progressão da cárie no processo contínuo de remineralização e desmineralização. De acordo com esse modelo, níveis de flúor acima de 0,03ppm na saliva artificial (uma solução mineralizadora de fosfato de cálcio) levam ao aumento do processo de remineralização[1]. A relação entre a concentração de flúor e o processo de remineralização foi considerada proporcional até se atingir um nível ótimo em torno de 0,08ppm, acima do qual se observou que a relação era linear[25].

Estudos também sugeriram que o corpo da lesão parece remineralizado após a aplicação de 100 ppm de flúor, enquanto a remineralização da lesão foi considerada menos bem sucedida após a aplicação de 10 e 0,1 ppm de flúor. A espessura da camada superficial e a extensão da lesão cariosa aumentam com a diminuição das concentrações de flúor, assim como o conteúdo de Ca e P aumenta com o aumento das concentrações de flúor[28].

Mecanismo de ação dos fluoretos

A) Inibição da desmineralização

O esmalte sólido sub-superficial geralmente contém flúor em níveis de 20-100ppm, dependendo da ingestão de flúor durante o desenvolvimento do dente. Por outro lado, os poucos micrómetros do esmalte exterior podem ter níveis de flúor de 1000-2000ppm[29].

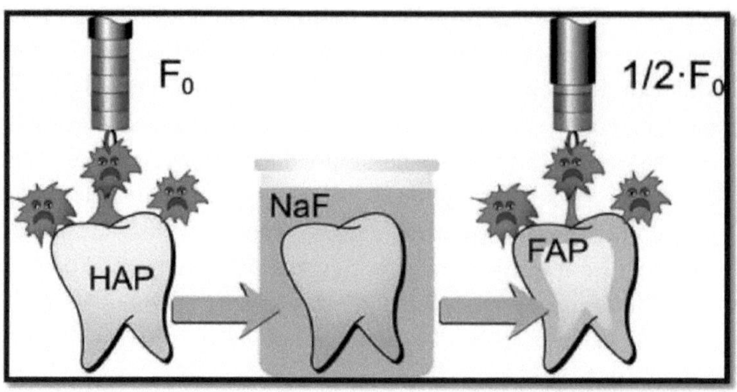

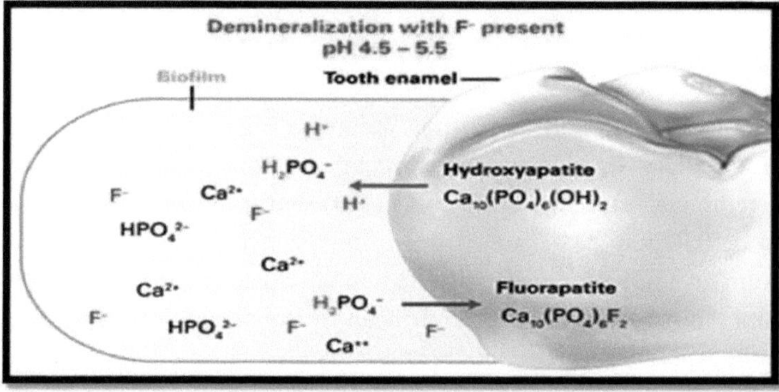

DIAG 1: Conversão de Hidroxiapatite em Fluoroapatite no esmalte em exposição ao Fluoreto de Sódio na saliva, derivado de suplementos dietéticos de fluoreto. (http://phys.org/news/2013-05-evidence-fluoride-tooth.html)

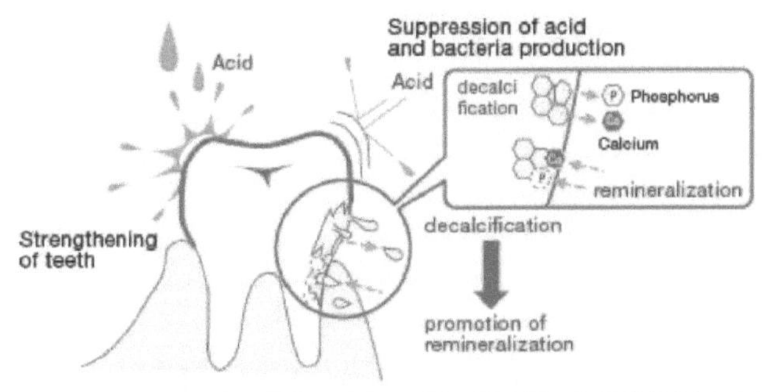

DIAG 2: Supressão da produção de ácido pelas bactérias, inibição da desmineralização e promoção da mineralização pelo flúor. (http://www.lion.co.jp/en/oral/point/image/03_img_505_02.gif)

O flúor incorporado no desenvolvimento do mineral normal do dente é insuficiente para ter um efeito mensurável na solubilidade ácida. O flúor na solução que envolve os cristais de apatita carbonatada é muito mais eficaz na inibição da desmineralização do que o flúor incorporado nos cristais nos níveis encontrados no esmalte. Se o flúor estiver presente na solução (que é a saliva na cavidade oral), em torno dos cristais, é fortemente adsorvido à superfície dos cristais de apatite carbonatada do esmalte, actuando como um potente mecanismo de proteção contra a dissolução ácida da superfície do cristal, proporcionando resistência ao ácido. Assim, se o flúor estiver presente no fluido da placa bacteriana no momento em que as bactérias geram ácido na sub-superfície do dente, adsorve-se à superfície do cristal e protege-o de ser dissolvido[24].

G. N. Jenkins apresentou três teorias que explicam a redução da solubilidade: em primeiro lugar, a fluorapatite é uma rede mais estável do que a hidroxiapatite e pode, por conseguinte, resistir mais eficazmente ao ataque do ácido. Em segundo lugar, a fluorapatite não difere em si mesma em termos de solubilidade da hidroxiapatite, mas, à medida que a fluorapatite se dissolve, o fluoreto e o cálcio libertados formam fluoreto de cálcio, que cobre o cristal não dissolvido e interfere tanto na difusão do ácido para o cristal como na difusão dos iões dissolvidos. Assim, as solubilidades iniciais dos tecidos normais e fluorados são idênticas; só nas fases posteriores de uma experiência de agitação é que é possível detetar uma diferença. Em terceiro lugar, o flúor substitui o carbonato no esmalte e o carbonato é preferencialmente dissolvido do esmalte pelo ácido, pelo que o nível de carbonato é, por conseguinte, um fator na resistência do esmalte às cáries[30].

B) Melhoria da remineralização:

Quando o pH desce devido ao ácido produzido pelas bactérias, a saliva flui sobre a placa bacteriana com os seus componentes tamponantes, que incluem bicarbonatos, fosfatos e péptidos, para neutralizar o ácido e elevar o pH para neutro. A superfície cristalina parcialmente desmineralizada dentro da lesão é coberta por uma nova superfície, cujos minerais são derivados da saliva supersaturada com cálcio e fosfato. Este é o processo de remineralização. O flúor acelera este processo ao atrair iões de cálcio e fosfato para o esmalte e é preferencialmente incluído na reação química que ocorre, produzindo um produto final de menor solubilidade e resistente aos ácidos, semelhante à fluoroapatite[24].

Vários estudos apoiaram esta teoria de que o flúor favorece a deposição de minerais a partir de soluções saturadas, como a saliva. No caso de experiências in vivo, o flúor favoreceu a maturação pós-eruptiva, o que foi demonstrado em animais e se suspeita no homem, e influencia a cárie dentária não só pela redução da solubilidade do esmalte

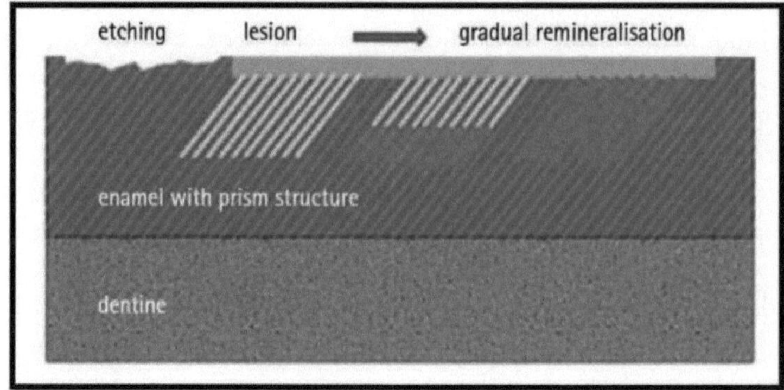

DIAG 3: Secção transversal do dente mostrando as alterações estruturais que ocorrem no processo de desmineralização e remineralização do esmalte. Devido à erosão por ácidos fortes, uma camada de esmalte é removida. Na metabolização dos açúcares pelas bactérias da placa bacteriana, ocorre uma dissolução preferencial que leva à formação de espaços entre os prismas de esmalte. Quando o pH regressa à neutralidade, os iões de cálcio e fosfato da saliva precipitam-se nestas regiões dissolvidas, o que leva a um mineral reforçado, menos suscetível a futuros ataques ácidos. (Ten Cate JM. Perspetiva contemporânea sobre o uso de produtos com flúor. British Dental Journal 2013; 214:161-167)

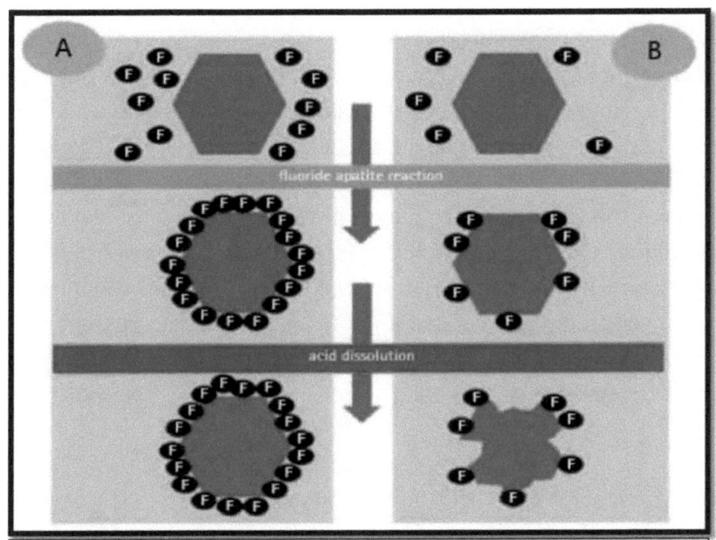

DIAG 4: Efeito do fluoreto nos cristais de hidroxiapatite. Os iões de flúor são adsorvidos pelos cristais. A cobertura total dos cristais por iões de flúor evita a dissolução dos cristais durante um ataque ácido, enquanto a cobertura parcial leva à dissolução parcial. (Ten Cate JM. Perspetiva contemporânea sobre a utilização de produtos com flúor. British Dental Journal 2013; 214: 161-167)

Noutro estudo realizado por Knappwost em 8 hamsters, em que metade deles recebeu 0,04 mg de flúor durante 24 dias, seguido de injecções de P^{32} nos 8 hamsters, verificou-se uma maior deposição de P^{32} nos dentes dos que receberam flúor, em comparação com o grupo de controlo [30].

C) Inibição das bactérias da placa bacteriana

Foi demonstrado que o flúor interage com muitos processos metabólicos e de crescimento nas bactérias. Embora não haja dúvidas quanto aos vários efeitos do flúor, a opinião atual é que tudo isto ocorre a níveis de flúor muito superiores aos que prevalecem na cavidade oral[31].

O fluoreto não consegue atravessar a parede celular e a membrana na sua forma ionizada, mas pode atravessar rapidamente a parede celular e entrar nas bactérias cariogénicas sob a forma de HF. O HF forma-se a partir dos iões H^+ e $F^{(-)}$, uma vez que as bactérias produzem ácidos durante o metabolismo dos hidratos de carbono fermentáveis. Assim, o ácido produzido pelas bactérias leva à queda do pH. Uma parte do flúor presente no fluido da placa bacteriana combina-se então com iões de hidrogénio e difunde-se rapidamente para o interior da célula, atraindo efetivamente mais HF do exterior e assim sucessivamente. Uma vez no interior da célula, o HF dissocia-se novamente, acidificando a célula e libertando iões fluoreto que interferem com a atividade enzimática (enolase) da bactéria. Nestas circunstâncias, o flúor fica retido na célula e o processo torna-se cumulativo[24].

Para além de inibir a produção de ácido pelas bactérias, 10 ppm de flúor adicionado à saliva aumenta ligeiramente a taxa de produção de álcali, o que leva a um aumento do pH, e também aumenta a remoção de lactato pela saliva. Os estudos sobre a influência do flúor nas enzimas utilizaram várias técnicas. Sabe-se que várias enzimas relacionadas com o metabolismo do adenil pirofosfato são sensíveis ao flúor, o que significa que muitas reacções que obtêm energia a partir desta substância podem ser prejudicadas. A inibição da glicólise, que tem sido considerada como um mecanismo da ação anticárie do flúor, tem sido geralmente assumida como envolvendo a enolase. A enolase é a mais sensível de todas as numerosas enzimas, mas apenas na presença de iões magnésio e fosfato[30,31].

Assim, o flúor é eficaz na prevenção e reversão dos primeiros sinais de cárie dentária. Estudos demonstraram vários mecanismos através dos quais o flúor exerce os seus efeitos preventivos da cárie. Torna a estrutura de um dente mais forte a um nível microscópico, o que acaba por conduzir a um dente mais resistente aos ataques ácidos. A bactéria presente na placa bacteriana decompõe os açúcares e os hidratos de carbono obtidos através da alimentação, o que leva à formação de ácido. Os ataques ácidos repetidos induzem a desmineralização da estrutura do dente, resultando na sua degradação, o que provoca cáries. O flúor actua no sentido de melhorar a remineralização das áreas onde se iniciaram os ataques ácidos. O efeito de remineralização do flúor é importante porque reverte o processo de cárie nas fases iniciais. Além disso, é responsável pela formação de uma superfície dentária mais resistente à cárie[29-31].

iii. FONTES DE FLUORETO

O flúor é o décimo terceiro elemento mais abundante encontrado na crosta terrestre. Raramente ocorre no seu estado elementar, o flúor, mas encontra-se normalmente como ião fluoreto ou como uma variedade de fluoretos inorgânicos e orgânicos. Está presente em concentrações variáveis nas rochas, na água, no ar, no solo, nas plantas e nos animais, tanto naturalmente como em resultado da atividade humana, como nos processos agrícolas ou industriais[32]. Encontra-se também na água do mar numa concentração de cerca de 1,2 - 1,4 mg/litro, nas águas subterrâneas em concentrações até 67 mg/litro e na maioria das águas superficiais em concentrações inferiores a 0,1 mg/litro. O flúor encontra-se também nos alimentos, nomeadamente no peixe e no chá[33].

Água

O flúor na maioria das águas subterrâneas ocorre como o anião F-. Níveis de flúor de 0,8-1,2mg/L são apropriados para a prevenção de cáries dentárias e fortalecimento do esqueleto. Níveis de fluoreto acima de 1,5mg/L resultam em fluorose e acima de 10mg/L causam fluorose esquelética incapacitante[34].

Tal como acontece com outras fontes de água doce (por exemplo, água de nascente, água de lagos, água de rios), as águas engarrafadas têm níveis baixos de fluoreto. A água doce de superfície contém uma média de apenas 0,05 ppm. Para colocar isto em perspetiva, a água artificialmente fluoretada (utilizando produtos químicos de flúor de grau industrial) contém 0,7 a 1,2 ppm de flúor, o que é 14 a 24 vezes mais do que o nível natural médio[35]. Nas águas subterrâneas, a concentração natural de fluoreto depende das caraterísticas geológicas, químicas e físicas do aquífero, da porosidade e acidez do solo e das rochas, da temperatura, da ação de outros elementos químicos e da profundidade dos poços. Devido ao grande número de variáveis, as concentrações de fluoreto nas águas subterrâneas podem variar de menos de 1 ppm a mais de 35 ppm[36]. Num estudo realizado em Chennai, foi observada uma concentração superior a 1 ppm em quatro marcas de água potável embalada, variando os níveis de 1,50 a 2,80 ppm. Assim, é necessário que os níveis de flúor sejam rigorosamente monitorizados na água potável embalada/garrafada [37].

As águas com elevado teor de fluoreto encontram-se sobretudo em lençóis freáticos deficientes em cálcio. As águas subterrâneas com elevadas concentrações de fluoreto ocorrem em muitas áreas do mundo, incluindo grandes partes de África, China, Médio Oriente e sul da Ásia (Índia, Sri Lanka). Uma das mais conhecidas faixas de elevado teor de fluoreto em terra estende-se ao longo da Fenda da África Oriental, da Eritreia ao Malawi. Existe outra cintura que vai da Turquia ao Iraque, Irão, Afeganistão, Índia, norte da Tailândia e China. Em toda a Índia, 19 estados estão a enfrentar este problema de elevada concentração de flúor nas águas subterrâneas. O Uttar Pradesh é um desses estados, com uma concentração de fluoreto entre 0,1 e 14,8 mg/l[38]. Em junho de 2000, foram comunicados efeitos graves do excesso de fluoreto no estado de Assam, na Índia. Os níveis de fluoreto na zona variam entre 5 e 23 mg/l, enquanto o limite admissível na Índia é de 1,2 mg/l. As vítimas sofriam de anemia grave, articulações rígidas, movimentos dolorosos e limitados, dentes manchados e insuficiência renal em quase 100 000 aldeias de Assam[4]. O nível médio de fluoreto varia entre 0,13 e 1,13 partes por milhão (ppm) em Chennai, o que é ótimo[37].

É uma tarefa árdua e dispendiosa reduzir um elevado nível natural de fluoreto na água.

A primeira opção deve ser encontrar uma fonte alternativa de água com níveis mais baixos de fluoreto. Se não houver outra fonte possível ou económica, deve ser considerada a desfluoretação. Os métodos normalmente utilizados incluem o carvão de ossos, o método de precipitação (Nalgonda) e a alumina activada[35].

QUADRO 5: TEOR DE FLUORETO DA ÁGUA DOCE

	Teor médio de fluoreto (ppm)
Chuva*	0.008
Águas de superfície** *(por exemplo,* lagos, rios, nascentes)	0.05
Água engarrafada***	0.1

- * Mahadevan TN, Meenaksy V, Mishra UC. (1986). Ciclo de flúor na natureza através de Precipitação. Ambiente atmosférico. 20(9): 1745-1749.
- ** Environment Canada. (1993). Fluoretos inorgânicos: Avaliação da Lista de Substâncias Prioritárias Relatório. Governo do Canadá, Ottawa.
- *** USDA (2005). National Fluoride Database of Selected Beverages and Foods, Release 2.

QUADRO 6: TEOR DE FLUORETO DE VÁRIAS MARCAS DE ÁGUA ENGARRAFADA

Aquafina	0,05 ppm
Calistoga	0,07 ppm
Gêiser de cristal	0,24 ppm
Dannon	0,11 ppm
Dasoni	0,07 ppm
Evian	0,10 ppm
Naya	0,14 ppm
Perrier	0,31 ppm
Molas da Polónia	0,10 ppm
Água Propel Fitness	0,02 ppm
Saratoga	0,20 ppm
Frutos muito finos20	0,06 ppm
Média	**0,11 ppm**

FONTE: USDA (2005). Base de dados nacional de fluoretos de bebidas e alimentos selecionados, versão 2.

Solo e ar

O teor de fluoreto do solo pode atingir 300 ppm, mas o fluoreto desta fonte não é facilmente absorvido. Os compostos de fluoreto no ar ocupam o terceiro lugar entre os poluentes atmosféricos. Têm origem nas poeiras dos solos que contêm fluoreto, nos efluentes gasosos industriais, na queima de carvão e nos gases e partículas vulcânicas[32].

Na maioria dos tipos de solo, as concentrações totais de fluoreto variam entre 20 e 1000 µg/g em áreas sem depósitos naturais de fosfato ou fluoreto e até vários milhares de microgramas por grama em solos minerais com depósitos de fluoreto. Os fluoretos gasosos e particulados transportados pelo ar tendem a acumular-se na camada superficial dos solos, mas podem ser deslocados através da zona radicular, mesmo em solos calcários. A retenção de fluoreto nos solos ocorre em resultado do teor de argila e de carbono orgânico, bem como do pH do solo[39].

O fluoreto em suspensão no ar existe nas formas gasosa e particulada, que são emitidas tanto por fontes naturais como antropogénicas. O fluoreto libertado sob a forma gasosa e de partículas deposita-se na vizinhança geral de uma fonte de emissão, embora algumas partículas possam reagir com outros constituintes atmosféricos. A intensidade da emissão, as condições meteorológicas, a dimensão das partículas e a reatividade química são os factores de que depende a deposição de fluoreto em suspensão no ar[39]. O fluoreto atmosférico encontra-se maioritariamente sob a forma de HF, que é rapidamente absorvido pelos pulmões. Apesar disso, a exposição ao flúor proveniente da atmosfera contribui apenas ligeiramente para a ingestão diária total dos indivíduos que vivem em zonas não tão poluídas[32]. As concentrações médias de fluoreto no ar ambiente nas zonas que não se encontram na proximidade direta de fontes de emissão são geralmente inferiores a 0,1 $\mu g/m^3$. Os níveis podem ser ligeiramente mais elevados em zonas urbanas do que em zonas rurais devido à poluição; no entanto, mesmo na proximidade de fontes de emissão, os níveis de fluoreto em suspensão no ar não excedem geralmente 2-3 $\mu g/m^3$.[39]

Fluoreto nos alimentos

Não há declarações definitivas sobre o papel do flúor na dieta na concentração total de flúor no plasma, uma vez que o conhecimento da quantidade de flúor efetivamente absorvida pela dieta é ainda incompleto. Os alimentos com um teor de flúor suficientemente significativo para contribuir para a ingestão total diária foram listados abaixo:

Bebidas e alimentos processados: Observou-se que, uma vez que o flúor é adicionado em massa à água, ele se infiltra em quase todas as bebidas e alimentos processados. Estudos realizados nos EUA mostraram que os refrigerantes, sumos, bebidas desportivas e energéticas, cervejas e muitos outros alimentos transformados, mesmo alimentos para bebés e cereais, têm agora níveis elevados de flúor[40].

Fórmula para bebés: A ADA confirmou que as concentrações de flúor nos alimentos para bebés disponíveis são muito baixas. No entanto, deve ter-se em conta que os perigos de envenenamento por flúor são particularmente elevados nas crianças em desenvolvimento. A água adicionada à fórmula para lactentes aumenta o teor de flúor, se for fluoretada[40,41].

Cereais e outros alimentos transformados: O próprio ato de processamento pode aumentar a concentração de fluoreto encontrada nestes produtos embalados[40].

Sal e leite fluoretados: Dezenas de nações implementaram estes programas como suplementos de flúor, embora os EUA e o Canadá não tenham estes programas. Eles têm a vantagem sobre a fluoretação da água de serem opcionais e sujeitos ao livre arbítrio do indivíduo [41].

Bebidas de chá: O flúor do solo é absorvido pelas plantas de chá juntamente com outros nutrientes e minerais. Como resultado, as folhas de chá - especialmente as folhas de chá velhas - contêm níveis elevados de flúor. O chá preto fabricado contém cerca de 3 a 4 partes de flúor ppm, enquanto as bebidas comerciais de chá gelado contêm 1 a 4 ppm de flúor. Como resultado dos elevados níveis de flúor, vários estudos associaram o consumo excessivo de chá à fluorose esquelética. O urso e o vinho também contêm flúor[40,41].

Carne desossada mecanicamente: Os alimentos que são produzidos a partir de carne separada mecanicamente (por exemplo, dedos de frango, nuggets, etc.) contêm concentrações mais elevadas de flúor devido à contaminação por partículas de osso que ocorre durante a desossa mecânica. As carnes de frango processadas mecanicamente têm os níveis mais elevados de flúor, que podem chegar a 3,6 ppm[40,41].

Peixe e marisco: Alguns dos alimentos do mar têm uma concentração muito elevada de flúor, por exemplo, peixe enlatado, marisco e espinhas de peixe enlatado. Esta concentração de flúor pode ser tão elevada como 500 ppm de flúor, mas pode não ser muito bem absorvida (***Murray*** et al 1991). A água fluoretada utilizada para cozinhar equivale apenas a cerca de um sétimo do flúor presente nos alimentos[42].

Açúcares fluoretados: um açúcar co-cristalizado com flúor contendo 10 ppm de flúor foi preparado na Indonésia como parte de um ensaio para diminuir a incidência de cáries dentárias em 2002. A diminuição das lesões de cárie após a sua administração sugeriu que os açúcares também podem ser considerados como futuros veículos para a suplementação com flúor, tal como a fluoretação da água, do leite e do sal[43]. A ideia subjacente à introdução de açúcares fluoretados é que o potencial protetor dos dentes do flúor pode ser mais bem utilizado se o flúor for trazido para o meio local de cárie no momento de cada ataque de cárie e o flúor suplementar no açúcar for consumido por defeito pelos indivíduos com risco de cárie que utilizam produtos açucarados. Num estudo realizado por ***Luoma***, observou-se uma diminuição de 40% nas cáries dentárias após 3 anos de administração diária de 0,5-1mg de açúcar fluoretado à base de sacarose[44].

QUADRO 7: TEOR DE FLUORETO EM FRUTOS CRUS

	Teor médio de fluoreto (ppm)
Apple	0.03
Abacate	0.07
Banana	0.02
Cantaloupe	0.01
Cerejas	0.02
Toranja	0.01
Pêssegos	0.04
Peras	0.02
Ameixas	0.02
Morangos	0.04
Melancia	0.01
FONTE: USDA (2005). Base de dados nacional de fluoretos de bebidas e alimentos selecionados, versão 2.	

QUADRO 8: TEOR DE FLUORETO EM VEGETAIS CRUS

	Teor médio de fluoreto (ppm)
Cenouras	0.03
Aipo	0.01
Pepino	0.01
Pimentão verde	0.01
Alface	0.05
Cebolas	0.01

Rabanetes	0.06
Tomate	0.02
FONTE: USDA (2005). Base de dados nacional de fluoretos de bebidas e alimentos selecionados, versão 2.	

QUADRO 9: TEOR DE FLUORETO NOS OVOS E NO LEITE

	Teor médio de fluoreto (ppm)
Ovos	0.01
Leite, 1%	0.03
Leite, 2%	0.03
Leite desnatado	0.03
Creme	0.03
FONTE: USDA (2005). Base de dados nacional de fluoretos de bebidas e alimentos selecionados, versão 2.	

Produtos dentários

Atualmente, a maioria dos produtos dentários contém flúor, incluindo mais de 95% das pastas de dentes. Estudos mostram que um número significativo de crianças acaba por engolir pasta dentífrica, o que resulta numa ingestão de flúor superior à dose diária total recomendada[40]. A concentração de flúor na maioria das marcas de pastas dentífricas é de 0,1% ou 1000 ppm, embora existam pastas dentífricas com baixo teor de flúor, 400-526 ppm, destinadas a crianças. A utilização de 1 grama de uma pasta dentífrica com 1000 ppm, a quantidade aproximada utilizada se as cerdas da escova de dentes estiverem cobertas com o produto, resulta numa dose tópica de 1 mg de flúor. Os colutórios com flúor contêm flúor numa concentração de 0,05% (230 ppm). As aplicações tópicas de géis de flúor são utilizadas pelos dentistas como um produto anticárie e podem ter um teor de flúor superior a 10.000 ppm [32]. Um dentista pode utilizar fluoretos aplicados profissionalmente sob a forma de gel, espuma ou verniz. Estes tratamentos com flúor aplicados profissionalmente têm um nível de flúor muito mais elevado do que a concentração de flúor normalmente observada nas pastas dentífricas fluoretadas e nos elixires bucais. São utilizados diferentes métodos de aplicação para diferentes formas e viscosidades de flúor; os vernizes são pintados sobre os dentes; as espumas são colocadas num protetor bucal, os géis podem ser pintados ou aplicados através de um protetor bucal e isto é feito durante 1-4 minutos, mas é necessário ter cuidado com as crianças para garantir que o meio que contém flúor não é engolido[45].

Suplementos de flúor

Os suplementos de flúor estão disponíveis em várias formas, como comprimidos, pastilhas, gotas e gomas de mascar. Os suplementos são prescritos por médicos ou dentistas para crianças quando a comunidade não tem uma fluoretação óptima da água. O guia da American Dental Association para suplementos de flúor indica que as crianças com baixo risco de cárie não devem receber suplementos. Além disso, o profissional deve avaliar cuidadosamente todas as fontes de flúor e efetuar uma avaliação de risco antes de prescrever suplementos. Para maximizar o efeito, os comprimidos ou pastilhas devem ser mastigados ou chupados durante pelo menos um a dois minutos antes de serem engolidos para aumentar a disponibilidade de flúor nos fluidos orais. Embora não seja contraindicado neste momento, a Academia Americana de Odontopediatria desencoraja o uso de suplementos de flúor pré-natal porque a pesquisa indicou que não há benefício mensurável em comparação com o flúor pós-natal sozinho. Além disso, diz que quando os suplementos são indicados, não devem ser iniciados antes dos seis meses de idade.[2]

No entanto, o cumprimento dos planos de suplementos de flúor é notoriamente baixo, tanto historicamente como atualmente. Apenas 21% das crianças utilizaram suplementos num estudo realizado em ***Brisbane*** em 1971 e a utilização de suplementos diminuiu com a idade e com a classe social mais baixa. Em Bunbury, na Austrália Ocidental, que não é fluoretada, apenas 20% das crianças dos 4 aos 12 anos utilizaram suplementos regularmente (***Riordan***, 1991)[2].

Outras fontes

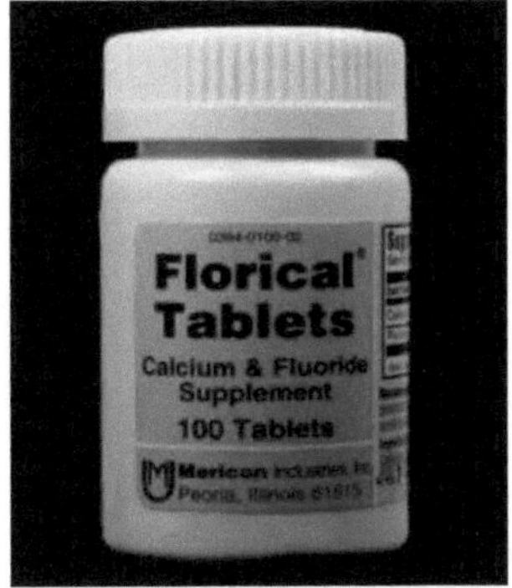

DIAG 5: Comprimidos de fluoreto - Florical (0,5 mg)

(http://theodoregray.com/periodi ctable/Elements/009/index.s13 .h tml)

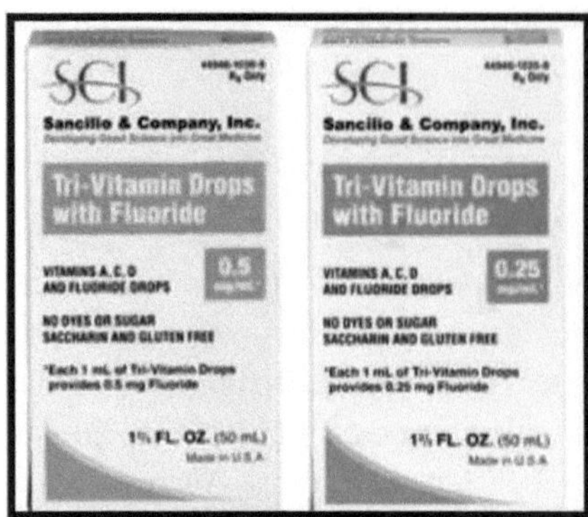

DIAG 6: Gotas de flúor

(http://sancilio.com/brands-products/generic- pharmaceuticals/dental-health/

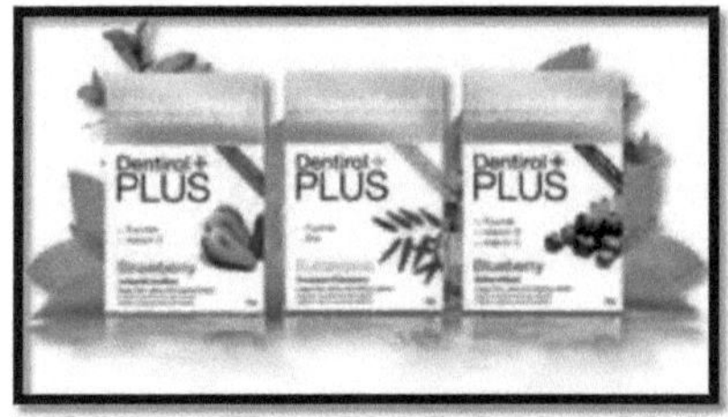

DIAG 7: Pastilhas de flúor

(http: //www .dentirol .se/index.php?page=p lus&site=2)

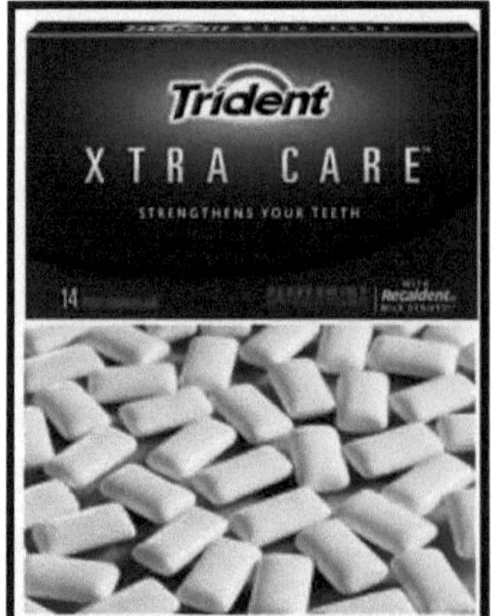

DIAG 8: Fluoreto para mastigargomas

(http: //www.dimensionsofdentalhygiene.com/2009/01_January/Fea tures/Product_Profile_-_Cadbury_Adams.aspx)

Para além das fontes acima mencionadas, o flúor também pode ser encontrado nas seguintes substâncias

Pesticidas: Devido à sua elevada toxicidade, o flúor é utilizado em alguns pesticidas para matar insectos e pragas. Devido à utilização destes pesticidas que contêm flúor, alguns produtos alimentares - nomeadamente produtos de uva, frutos secos, feijões secos, cacau em pó e nozes - apresentam níveis elevados de flúor[40].

Produtos farmacêuticos fluorados: Muitos produtos farmacêuticos contêm uma ligação carbono-flúor. Esta ligação carbono-flúor na maioria dos medicamentos é suposto ser suficientemente forte para resistir à decomposição em flúor no corpo, de modo a não ser absorvido pelo trato digestivo. No entanto, nem sempre é esse o caso, uma vez que a investigação descobriu que alguns medicamentos fluorados, incluindo o cipro, se decompõem em flúor e podem, portanto, ser uma importante fonte de exposição ao flúor para alguns indivíduos[40].

Exposição no local de trabalho: O flúor é um contaminante do ar comum em locais de trabalho industriais. Os trabalhadores de muitas indústrias pesadas de alumínio, fertilizantes, ferro, refinação de petróleo, semicondutores e aço estão regularmente expostos a níveis elevados de exposição ao flúor. O fluoreto transportado pelo ar não só é um fator de risco significativo para as doenças respiratórias, como também contribui para a ingestão diária total de fluoreto [41].

Por conseguinte, existem inúmeras fontes de flúor que fazem parte da ingestão diária de flúor por uma pessoa. O conhecimento da contribuição de fontes variadas para a ingestão diária de fluoretos é algo que o dentista praticante precisa de ter em conta ao lidar com os doentes e a estimativa da ingestão total de fluoretos por dia para um indivíduo é uma tarefa árdua a fazer antes de prescrever quaisquer suplementos

iv. EFICÁCIA

Os suplementos de flúor foram desenvolvidos como alternativas à fluoretação adicional da água e o princípio subjacente era o de que deveriam atingir o maior número possível de indivíduos da população-alvo. Observou-se que a cárie está diretamente relacionada com o baixo estatuto socioeconómico (SES)[46]. É um desafio criar programas personalizados de suplementação de flúor que visem as populações desfavorecidas[47]. Desde a década de 1940, foram publicados cerca de 57 relatórios sobre o efeito preventivo dos suplementos dietéticos de flúor na cárie dentária, no entanto, muito poucos deles eram ensaios de controlo aleatórios e, por conseguinte, poderiam explicar de forma mais evidente a eficácia dos suplementos de flúor do que a sua efetividade[17].

Stones (1949) e ***Bibby*** (1955) efectuaram os estudos mais iniciais sobre suplementos dietéticos de fluoreto. Verificou-se que as pastilhas de fluoreto de cálcio reduziam a cárie dentária em 10%, após um período de 6-8 meses de utilização, um resultado confirmado por Stones et al. Bibby et al. verificaram uma redução de 39% na incidência de cáries após a utilização de pastilhas de 2.21 mg de pastilhas de NaF (fluoreto de sódio) em comparação com a utilização de "comprimidos de fluoreto revestidos", durante um período de 1 ano, em crianças com idades compreendidas entre os 5 e os 14 anos. No entanto, os desenhos destes estudos não coincidem com os actuais protocolos de aleatorização, ocultação e critérios de diagnóstico de cáries e, além disso, não tinham uma dimensão de amostra adequada[48].

Dentição decídua

Os estudos mais frequentemente citados para apoiar a eficácia dos comprimidos e gotas de flúor na prevenção da cárie foram realizados nas décadas de 1960 e 1970, antes da ampla disponibilidade de dentifrícios fluoretados. Houve 21 ensaios importantes para estabelecer o efeito das pastilhas de flúor na dentição decídua.[17] O estudo de ***Hennon, Stookey*** e ***Beiswanger*** (1977) é o único ensaio clínico de pastilhas de flúor realizado numa área com um nível ótimo de teor de flúor na água potável. No seu estudo, um grupo de crianças recebeu 0,5 mg de F desde o nascimento ao longo do período experimental de 5 anos, e o segundo grupo de crianças recebeu 0,5 mg de F até aos 3 anos e 1 mg a partir daí. O segundo grupo teve um efeito melhor, embora a diferença não tenha sido muito elevada[17]. Assim, concluiu-se que existe um efeito preventivo substancial dos suplementos de flúor após a suplementação dietética com flúor.

Dentição permanente

34 ensaios investigaram a eficácia dos suplementos dietéticos de flúor na dentição permanente. A maioria deles não conseguiu tirar conclusões claras devido a variações na idade inicial dos indivíduos e na duração da ingestão de suplementos dietéticos de flúor. Destes 34, 4 estudos incorporaram a ingestão de comprimidos de flúor desde o nascimento durante pelo menos 7 anos. Estes estudos foram efectuados por ***Hamberg*** (1970), ***Schutzmannsky*** (1971), ***Aasenden & Peebles*** (1974) e ***Margolis et al*** (1975) e a percentagem de redução das cáries nestes estudos variou entre 39% e 80%[17].

Aasenden & Peebles realizaram um estudo sobre Efeitos da suplementação de flúor desde o nascimento em dentes humanos decíduos e permanentes para estimar o nível de fluorose do esmalte que estavam a usar suplementos de flúor desde o nascimento e, neste procedimento, observaram que o nível de flúor na cidade fluoretada estava abaixo do nível ótimo. O estudo consistiu numa comparação entre três grupos: o primeiro grupo era constituído por crianças que consumiam 0,5 mg de suplementos de flúor/dia desde o nascimento até aos 3 anos de idade e 1,0 mg/dia a partir daí. O segundo grupo incluía crianças que não recebiam suplementos de flúor e que residiam no mesmo local e o terceiro grupo era constituído por crianças que tinham consumido água fluoretada. A pontuação média do DMFS para estes três grupos no grupo etário dos 7-12 anos foi de 1,6, 7,9 e 3,2, dando origem a um rácio de 1:5:2. A diferença nas pontuações foi atribuída aos suplementos de flúor[17].

Um ensaio de controlo aleatório de alto nível realizado por ***Stephen et al*** em 1978 demonstrou um elevado efeito preventivo das pastilhas F em crianças com dentes permanentes. A taxa de abandono foi baixa. Os primeiros molares permanentes que irromperam durante o estudo que está sob suplementação de flúor alcançaram o benefício máximo (81%) e, portanto, tiveram a maior redução de cárie (DMFS). A redução correspondente para todos os primeiros molares permanentes foi de 49%. Uma comparação realizada por ***Lin et al*** em 2000 entre comprimidos de flúor e gotas de flúor com um controlo negativo mostrou um efeito significativo de ambos os métodos após 2 anos numa população de crianças em idade pré-escolar com elevado risco de cárie. O melhor efeito preventivo da cárie, de acordo com este estudo, foi obtido utilizando gotas de flúor duas vezes por dia[47].

Pré-natal

Até à data, apenas 6 ensaios investigaram a eficácia do consumo de comprimidos de flúor na fase pré-natal para a redução da incidência de cáries dentárias. Dois destes estudos envolveram a comparação da experiência de cárie em crianças que tinham recebido apenas suplementos pré-natais, suplementos pré-natais e pós-natais e crianças que receberam apenas suplementos pós-natais. Estes estudos foram efectuados por ***Feltman & Kosel*** (1961) e ***Schmutzmannsky*** (1971). Em ambos os casos, o flúor pré-natal pareceu conferir benefícios adicionais aos derivados da exposição ao flúor pós-natal apenas. No estudo de ***Schmutzmannsky***, a percentagem de redução da cárie nos dentes decíduos e permanentes para os três grupos foi de 13%, 30%, 14% e 6%, 43%, 39%, respetivamente[17].

Após a evidência dos benefícios dos suplementos pré-natais de flúor, alguns autores criticaram o seu uso, afirmando que há falta de dados adequados para formar uma base para qualquer recomendação do uso pré-natal de suplementos dietéticos de flúor. No cenário atual, a maioria dos países permite, mas não encoraja, a utilização de suplementos de flúor dietético pré-natal.

Suplementos de flúor e fluoretação da água

A eficácia da fluoretação da água foi sempre comparada com a que pode ser alcançada através de suplementos dietéticos de flúor, uma vez que os suplementos de flúor são recomendados para áreas onde a fluoretação da água não é possível. Um comprimido de NaF de 2,2 mg fornece 1 mg de fluoreto por dia, o que equivale ao consumo de 1 L de água fluoretada com uma concentração de 1 mg/L. No entanto, a eficácia do suplemento dietético de flúor sempre foi questionável em comparação com a fluoretação da água, uma vez que depende maioritariamente da adesão do indivíduo à sua administração regular[49].

Por exemplo, ***Arnold et al.*** avaliaram a redução de cáries após a utilização de 2,21 mg de NaF por bebés e crianças de "médicos, dentistas ou outros profissionais empregados pelo Serviço de Saúde Pública". As pastilhas de flúor foram utilizadas por todas as crianças antes dos 6 anos de idade (dois terços dos participantes utilizaram os suplementos de flúor antes dos 3 anos de idade e o restante um terço antes dos 6 anos de idade). As crianças foram examinadas no National Institute of Dental Research (NIDR), se vivessem na área de Washington, DC, ou por um "dentista" que seguiu as mesmas instruções e registou os resultados "num formulário de registo padrão", se vivessem noutras áreas. O estudo não envolveu nenhum grupo de controlo. Em vez disso, as pontuações médias do DMFT dos participantes foram comparadas com "dados comparativos de crianças que viviam em Grand Rapids, Michigan, antes da fluoretação da água e com dados após a fluoretação da água". As crianças que usaram pastilhas de flúor tiveram a sua pontuação média de DMFT específica para a idade comparável à das crianças de Grand Rapids após 10 anos de fluoretação da água, e à das crianças de Aurora (naturalmente fluoretada). Illinois e Brantford (fluoretada), Ontário. Este estudo foi citado para a formação de bases para as recomendações da ADA para a administração de suplementos de flúor. No entanto, a conclusão dos autores de que a eficácia do suplemento de flúor é comparável à da fluoretação da água foi considerada presuntiva, uma vez que este estudo não conseguiu provar o efeito pré-eruptivo do flúor, uma vez que o regime de suplementação de flúor foi implementado num grupo etário variado de crianças, além disso, o efeito de confusão do estatuto socioeconómico e do nível de educação das famílias das crianças não pôde ser resolvido[17].

Custo-eficácia

A relação custo-eficácia dos suplementos dietéticos de fluoreto é fraca. Por conseguinte, a suplementação com flúor não é uma medida pragmática de saúde pública[48]. No entanto, foi apresentada uma opinião contraditória no relatório do Surgeon General: Oral Health in America, em que um programa de pastilhas baseado na escola tem custos baixos porque não é necessário equipamento, a abordagem não demora muito tempo e também um maior número de participantes pode atuar em conjunto, como uma sala de aula inteira de crianças pode participar ao mesmo tempo. Em 1989, ***Garcia*** calculou um custo aproximado de 2,53 dólares por criança, por escola e por ano. Da mesma forma, o programa de suplementos dietéticos de flúor em Manchester, Inglaterra, provou ser benéfico em termos de saúde e económicos, ao passo que um estudo anterior nos Estados Unidos não considerou que os suplementos de flúor fossem uma medida rentável num programa escolar. Podemos concluir que, com pessoal e profissionais altamente motivados e pacientes cumpridores, estes programas podem ser rentáveis[50].

Assim, os estudos provaram que a introdução de suplementos dietéticos de flúor é um passo eficaz e necessário para prevenir as cáries em comunidades onde não existe água fluoretada. No entanto, a questão da adesão das crianças ao suplemento de fluoreto dietético ainda precisa de ser respondida antes de se presumir que os fluoretos dietéticos são tão eficazes como a fluoretação da água para a prevenção da cárie dentária. Além disso, ainda não existem provas concretas disponíveis para apoiar o efeito pré-eruptivo nos dentes após a suplementação com flúor.

v. SUPLEMENTOS DIETÉTICOS DE FLUORETO E FLUOROSE DENTÁRIA

A exposição do órgão dentário em desenvolvimento a quantidades excessivas de flúor pode resultar num defeito de mineralização do esmalte que é designado por fluorose. Fluorose Dentária é um distúrbio irreversível, difuso, de hipomineralização (calcificação irregular) das células formadoras do esmalte conhecidas como ameloblastos, que é causado pela ingestão excessiva de flúor[17, 51]. O esmalte fluorótico tem uma estrutura e aparência alteradas que se tornam mais severas à medida que a quantidade e a duração da ingestão de flúor aumentam[52]. A aparência clínica da fluorose dentária é caracterizada por áreas brancas opacas bilaterais no esmalte. Com o aumento dos níveis de ingestão de flúor, o esmalte torna-se estriado, mosqueado e com buracos. Em casos de fluorose grave, as áreas opacas podem ficar manchadas de amarelo a castanho escuro[53].

O flúor afecta o desenvolvimento do esmalte

A) Efeitos na função celular

Em níveis elevados de flúor, um dos principais efeitos parece ser a redução da secreção de proteínas do esmalte. No entanto, este efeito do flúor na fase secretora do esmalte parece ser, na sua maioria, reversível, mas o mesmo não se verifica quando a fase inicial de maturação é afetada[54].

A exposição crónica dos animais a níveis elevados de flúor induz ciclos de modulação anormais na fase de maturação, os ameloblastos, que afectam o processamento das proteínas da matriz e, por conseguinte, também a mineralização do esmalte maduro. À medida que o nível de fluoreto aumenta, o número de ciclos diminui[52].

B) Efeito na mineralização da matriz

O início da maturação do esmalte é definido por um influxo secundário de iões minerais e é caracterizado por uma zona branca opaca que foi descrita por ***Hiller et al***, mostrada em incisivos de ratos e mais tarde noutras espécies. Devido ao elevado grau de hidratação nesta fase, também apresenta uma absorção selectiva de fluoreto. Isto explica a suscetibilidade do esmalte na fase inicial de maturação. A absorção de fluoreto pela matriz do esmalte nesta fase dá origem a uma atividade proteolítica reduzida[55].

Bronckers et al estudaram o efeito do flúor na mineralização de molares de hamster. Verificou-se que o flúor afectava a matriz mineralizadora existente induzindo a rápida deposição de cristais e afectava a nova matriz interferindo com o próprio processo de deposição de cristais. O efeito sobre a matriz existente era irreversível e o efeito sobre a nova matriz podia ser revertido pela remoção do flúor do meio[56].

Na exposição a níveis elevados de flúor, foram observadas alterações na composição do esmalte, resultando numa matriz de esmalte com maior concentração de magnésio e manganês e menor concentração de carbonato, citrato e zinco[52].

Risco de fluorose devido a suplementos dietéticos de fluoreto

Os suplementos dietéticos de flúor são considerados como um fator de risco de fluorose dentária se a associação entre a utilização de suplementos e a fluorose for forte, consistente e específica; tiver a sequência temporal correta de uma exposição que precede a ocorrência da doença; for dependente da dose-resposta e for biologicamente plausível[57].

Força da associação: é medida pela magnitude do Risco Relativo (RR) e do Odds Ratio (OR). Uma meta-análise de 10 estudos indicou um OR de desenvolvimento de fluorose em utilizadores de suplementos dietéticos de fluoreto durante os primeiros 8 anos de vida que variou entre 1,3 e 10,7. Por outro lado, o risco relativo de desenvolver fluorose foi altamente significativo, variando de 5 a 15,6[57].

Consistência: "A consistência de uma associação refere-se à descoberta de tendências semelhantes em vários estudos bem concebidos."[57] Observa-se uma diversidade na significância estatística e na generalização dos resultados nos estudos que mostram uma associação entre os suplementos dietéticos de flúor devido a pequenas dimensões das amostras e a concepções variadas. Para resolver este problema, foram utilizados métodos meta-analíticos para avaliar e agregar os resultados de diferentes estudos e fornecer uma estimativa de OR ou RR[58].

Sequência temporal: Estudos demonstraram que existe uma sequência temporal entre a exposição ao flúor durante o período de desenvolvimento dos dentes (0-7 anos de idade) e o desenvolvimento de fluorose dentária[57]. Foi relatada uma sequência temporal clara em que os bebés e crianças pequenas que usavam suplementos de flúor apresentavam uma taxa de fluorose dentária mais elevada nos seus dentes permanentes do que aqueles que não usavam quaisquer suplementos dietéticos de flúor. Um estudo epidemiológico confirmou esta associação quando um grupo populacional foi exposto a água fluoretada com uma concentração de 3mg/L. As crianças não nascidas ou com menos de 1 ano de idade na altura da exposição ao flúor registaram os níveis mais elevados de fluorose, em contraste com as outras crianças. O rácio de probabilidade neste estudo foi de 2,5[57].

Relação dose-resposta: a existência de uma relação dose-resposta foi apoiada por algumas provas. Verificou-se que o risco de desenvolver fluorose é mais elevado nas crianças que escovam os dentes com dentífrico fluoretado e tomam suplementos de flúor do que nas crianças que apenas escovam os dentes com dentífrico fluoretado[59].

Plausibilidade biológica: Os dados disponíveis indicam que a presença de flúor nos fluidos dos tecidos que rodeiam o órgão do esmalte em desenvolvimento provoca várias alterações na bioquímica dos ameloblastos e no seu metabolismo, afectando também o processo de mineralização[60].

É evidente que a utilização de suplementos de flúor aumenta o risco de desenvolver fluorose dentária. É imperativo e eticamente necessário que os profissionais de saúde considerem a exposição total ao flúor ao decidirem se devem recomendar suplementos dietéticos de flúor. Embora a gravidade seja muito ligeira, os dentistas devem informar os pais sobre os riscos e benefícios associados à utilização de suplementos de flúor. Em alguns casos, o efeito deletério de um ataque de cárie desenfreado supera o risco de fluorose dentária nas crianças. Nestes casos, uma fonte adicional de flúor pode ser benéfica[57].

3. COMPRIMIDOS DE FLÚOR

Os suplementos dietéticos de flúor (comprimidos, gotas ou pastilhas) só estão disponíveis mediante receita médica e destinam-se a ser utilizados por crianças com idades compreendidas entre os seis meses e os 16 anos que vivam em zonas não fluoretadas e que apresentem um risco elevado de desenvolver cáries dentárias. O dentista ou médico deve prescrever a dosagem correta. Os suplementos dietéticos de fluoreto são geralmente prescritos como o composto fluoreto de sódio, mas a forma pode variar entre comprimidos, pastilhas, gotas e gomas de mascar[61].

Os comprimidos mastigáveis de fluoreto de sódio são utilizados para:

É utilizado em crianças para tratar ou prevenir deficiências devidas a uma dieta pobre ou a níveis baixos de fluoreto na água potável e noutras fontes. O flúor é utilizado na prevenção de cáries dentárias em crianças com idade igual ou superior a 6 meses, quando a quantidade de flúor na água de abastecimento é demasiado baixa para atingir a dose diária total adequada de flúor[62]. Está disponível no mercado com o nome comercial de Fluor-A-Day. O nome genérico destes comprimidos de flúor é fluoreto de sódio/comprimidos mastigáveis de xilitol[63].

Modo de utilização

As instruções de utilização, os efeitos secundários e os sintomas de sobredosagem são os mesmos para os comprimidos, pastilhas, gotas e gomas de mascar, uma vez que o principal composto em todos estes suplementos dietéticos de fluoreto é o mesmo, ou seja, o fluoreto de sódio.

Os comprimidos mastigáveis de fluoreto de sódio não devem ser utilizados se:

- o doente é alérgico a qualquer ingrediente dos comprimidos mastigáveis de fluoreto de sódio[63].

A paciente deve consultar o seu médico se estiver grávida ou se for mãe lactante, uma vez que este medicamento passa para o leite materno[62].

- a água potável consumida tem um teor de fluoreto superior a 0,6 partes por milhão (ppm)[63].
- o doente tem problemas médicos, como problemas renais, dores nas articulações, úlceras no estômago ou no intestino, ou amolecimento dos ossos (osteomalácia, raquitismo)[63].

Alguns medicamentos podem interagir com os comprimidos mastigáveis de fluoreto de sódio, embora não tenha sido comunicada nenhuma reação deste tipo até à data. Assim, o médico deve inquirir o doente sobre o seu historial médico e confirmar a administração segura dos comprimidos de fluoreto de sódio, caso seja encontrado algum historial médico relevante[63].

Como utilizar os comprimidos mastigáveis de fluoreto de sódio:

- Os comprimidos mastigáveis de fluoreto de sódio devem ser tomados por via oral, com ou sem alimentos, e devem ser mastigados antes de serem engolidos [63]. Os produtos lácteos não devem ser ingeridos no espaço de 1 hora antes ou depois da toma de comprimidos mastigáveis de fluoreto de sódio. "O fluoreto de neste comprimido para mastigar pode ser absorvido diretamente pelos dentes durante e após a mastigação, bem como ser absorvido pelo seu corpo a partir do estômago. Por isso, é melhor não comer, beber ou enxaguar a boca durante 30 minutos depois de o tomar" [62].
- Não tome um antiácido que contenha alumínio, cálcio ou magnésio durante várias horas depois de tomar fluoreto de sódio em comprimidos mastigáveis[63]. Tomar este medicamento pelo menos 2 horas antes ou depois de tomar quaisquer produtos que contenham cálcio (incluindo leite, iogurte, outros produtos lácteos) ou hidróxido de alumínio/magnésio (por exemplo, certos antiácidos/laxantes), uma vez que estes podem diminuir a sua eficácia[62].
- Os comprimidos mastigáveis de fluoreto de sódio podem ser tomados ao deitar, após a escovagem dos dentes [63].
- Se a dose de fluoreto de sódio em comprimidos para mastigar for esquecida, deve ser tomada logo que possível. Mas, se for altura da próxima dose, então a dose esquecida deve ser ignorada e o esquema de dosagem regular deve ser retomado. Não devem ser tomadas 2 doses de uma só vez[63].
- Os comprimidos mastigáveis de fluoreto de sódio não devem ser utilizados em crianças com menos de 6 meses de idade; a segurança e a eficácia nestas crianças não foram confirmadas[63].

Efeitos secundários

"Todos os medicamentos podem causar efeitos secundários, mas muitas pessoas não têm efeitos secundários, ou têm efeitos secundários ligeiros. Quando utilizado em pequenas doses, não foram registados efeitos secundários comuns com fluoreto de sódio em comprimidos para mastigar[3]. Procure imediatamente assistência médica se ocorrer algum destes efeitos secundários graves: Reacções alérgicas graves (erupção cutânea; urticária; comichão; dores de estômago; obstipação; náuseas; dificuldade em respirar; aperto no peito; inchaço da boca, face, lábios ou língua)"[62,63].

Overdose

Em caso de sobredosagem, podem ocorrer vómitos com aspeto de sangue ou de borras de café. Outras experiências relatadas são ardor na boca; diarreia; aumento da baba;

náuseas; língua dorida; dor de estômago ou cãibras; vómitos[63].

Armazenamento correto dos comprimidos mastigáveis de fluoreto de sódio: Os comprimidos mastigáveis de fluoreto de sódio devem ser armazenados à temperatura ambiente, entre 20 e 25 graus Celsius (68 e 77 graus Fahrenheit) e longe do calor, da humidade e da luz. Manter os comprimidos mastigáveis de fluoreto de sódio fora do alcance das crianças e dos animais de estimação[62].

Depuração e distribuição de fluoreto salivar

A depuração salivar de F é um processo que descreve a eliminação de F da saliva. É influenciado tanto por várias propriedades do próprio produto F, como descrito acima, como por vários factores individuais, tais como a taxa de fluxo salivar e o volume de saliva na boca antes e depois da deglutição[64]. Após a administração de flúor, como numa pastilha ou goma de mascar, o F difunde-se rapidamente no fluido da placa bacteriana. Além disso, foi demonstrado que a exposição repetida a doses elevadas de flúor aumenta os níveis basais de F tanto na placa bacteriana como na saliva[65].

Num estudo efectuado por ***Sjogren K et al*** sobre "a depuração de fluoreto salivar após uma única ingestão de pastilhas de fluoreto e gomas de mascar em crianças, adultos e doentes com boca seca"[66]. Dentan & Fludent foram as duas pastilhas utilizadas e Fluomin & Fluorette foram as duas gomas de mascar utilizadas. A análise estatística dos dados mostrou que a concentração máxima de F- era estatisticamente mais elevada para o Fludent do que para todos os outros produtos. Considerando que, a área sob a curva que descreveu a sustentabilidade da concentração de flúor na saliva foi máxima para o Fludent em adultos, doentes com boca seca e doentes com boca muito seca e em crianças o Fluorette teve a área máxima sob a curva[66].

"Distribution and retention of salivary fluoride from a sodium fluoride tablet following various intra-oral dissolution methods" (Distribuição e retenção de fluoreto salivar de uma pastilha de fluoreto de sódio após vários métodos de dissolução intra-oral)[67] é um estudo realizado por ***Primosch R et*** al. Os seus resultados sugerem que o fluoreto libertado da pastilha de fluoreto não se distribuiu homogeneamente pela cavidade oral. Em vez disso, era algo compartimentado e cada local amostrado era influenciado por várias taxas de depuração e retenção. Independentemente do local de colocação escolhido para a pastilha de flúor, o método de dissolução passiva proporcionou um aumento de aproximadamente 25-35 vezes na retenção de flúor quando comparado com os métodos de dissolução ativa por sucção ou mastigação. A dissolução da pastilha por sucção requer mais esforço e tempo e, eventualmente, resulta num maior fluxo salivar estimulado. O aumento do fluxo salivar dilui a concentração de flúor mais rapidamente e cria uma eliminação acelerada através da deglutição subsequente[67].

Comprimidos bioadesivos libertadores de flúor

As pastilhas de flúor bioadesivas são "dispositivos de libertação de flúor que podem ser aplicados na mucosa oral pelo doente e libertar flúor durante várias horas."[68] São pastilhas de flúor mucoadesivas que consistem numa matriz bioerodível. O medicamento é dispensado numa matriz de polímero que tem a capacidade de aderir reversivelmente à mucosa. Com a absorção de água, a matriz incha e rebenta, resultando na libertação do fármaco para a saliva. Assim, a taxa de libertação de fluoreto pelos dispositivos de libertação lenta do tipo matriz é proporcional à taxa de absorção de água na matriz[69]. Foi provado por estudos que altas concentrações de flúor ocorrem em torno do comprimido em dissolução na cavidade oral após a aplicação de um comprimido de flúor não adesivo e não em locais no lado oposto da boca[68]. Os resultados do estudo efectuado por ***Bottenberg et al*** sugeriram que as concentrações de flúor poderiam ser melhor mantidas quando colocadas no sulco labial inferior como em comparação com a localização palatina. As possíveis razões sugeridas pelo autor para este facto foram: uma abrasão mais rápida da superfície do comprimido pelos movimentos da língua, o que poderia ter removido partículas da matriz do comprimido contendo fluoreto não associado. Em segundo lugar, devido à localização do comprimido estar mais próxima da faringe, provavelmente uma proporção muito maior do fluoreto libertado poderia ter sido engolida diretamente sem ser distribuída pela cavidade oral[68].

Outro estudo efectuado por ***Bottenberg et al*** relatou as alterações na microdureza da superfície do esmalte após a aplicação de pastilhas de flúor bioadesivas in situ. Os resultados mostraram alterações no conteúdo mineral que foram medidas em termos do comprimento da indentação da microdureza da superfície. O comprimento da indentação após a desmineralização aumentou significativamente em ambas as experiências, mas o aumento do comprimento da indentação foi significativamente inferior ao do grupo experimental (no qual foi utilizada a pastilha bioadesiva). Este estudo provou o potencial das pastilhas bioadesivas para reduzir a desmineralização através da elevação da concentração de flúor na saliva e na placa bacteriana durante várias horas. Este dispositivo auto-administrado pode ser um meio suplementar para a prevenção de cáries[70].

4. PASTILHAS DE FLÚOR

As pastilhas, tal como os outros suplementos dietéticos de fluoreto, estão normalmente disponíveis como um composto de fluoreto de sódio. Tem o nome genérico de fluoreto de sódio oral e está disponível nas lojas com os nomes comerciais de Fluor-A-Day, Karidium, Luride.[71] Lozi-flur foi introduzido em 1998, após 8 anos de trabalho do ***Dr. Robert E***. Reed de Bakersfield, CA.[72] Cada dose de 2,2 mg de Lozi-flur contém 1 mg de fluoreto[71].

As pastilhas de flúor são utilizadas para:

Estes são utilizados para prevenir a cárie dentária. Torna os dentes mais resistentes à cárie causada pelo ácido produzido pelas bactérias cariogénicas. As pastilhas de flúor não são recomendadas para utilização em bebés com menos de 6 meses de idade e em áreas geográficas onde o teor de flúor no abastecimento de água é superior a 0,6 partes por milhão[71].

Modo de utilização

Colocar a pastilha na boca e deixar dissolver. As pastilhas devem ser tomadas de preferência ao deitar, depois de escovar os dentes. O doente deve ser aconselhado a não enxaguar, comer ou beber durante 30 minutos após a toma destas formas do medicamento. O medicamento deve ser tomado com 1 hora de intervalo dos produtos que contêm cálcio, alumínio ou magnésio, por exemplo, produtos lácteos, antiácidos, laxantes e vitaminas/minerais. Estes produtos impedem a absorção total do flúor do medicamento ao ligarem-se ao flúor[71]. As precauções a tomar, os efeitos secundários, a sobredosagem e o armazenamento são os mesmos que para os comprimidos de flúor.

Libertação de fluoreto

Num estudo realizado por ***Lorentzen B*** (1976), a libertação de fluoreto das pastilhas de fluoreto de sódio foi comparada com a das pastilhas de farinha de ossos. A libertação de fluoreto foi comparada em três meios: ácido, água e saliva. Em ácido, todo o fluoreto foi libertado da pastilha de farinha de ossos (0,25 mg F), por outro lado, observou-se uma fraca libertação de fluoreto na água e na saliva (2-10 %). Pelo contrário, observou-se que a libertação da pastilha de fluoreto de sódio (0,25 mg F) foi essencialmente completa nos três meios: água, saliva e ácido. Após a ingestão das pastilhas de fluoreto de sódio, a concentração de iões fluoreto na saliva excedia ainda o nível anterior à ingestão, 20 minutos depois. A concentração de iões fluoreto na saliva 5 minutos após a ingestão foi em média de 36 partes/10^6 e variou de 23-67 partes/10^6 (n = 10)[73].

Outras formas de pastilhas de fluoreto de sódio

Pastilhas com fluoreto de xilitol

O xilitol, um álcool de açúcar com cinco carbonos, tem a capacidade de diminuir o volume e a acidogenicidade da placa bacteriana. Num estudo realizado por ***Stecksen-Blicks C*** (2008), após um ensaio duplamente cego de 2 anos para comparar o efeito de pastilhas de xilitol e xilitol-fluoreto no desenvolvimento de cáries aproximadas em crianças com alto risco de cárie, os resultados mostraram que o valor médio de DMFS foi significativamente mais baixo no grupo xilitol/fluoreto em comparação com o grupo xilitol, enquanto não foi possível mostrar qualquer diferença entre qualquer um dos grupos de estudo e o grupo de referência. No grupo de referência, foram adoptados métodos convencionais para a prevenção de cáries, como o dentífrico fluoretado e o aconselhamento dietético. O atrito significativo nos grupos de estudo pode ser assumido como uma razão para não haver diferença significativa entre o grupo de estudo e o grupo de referência[74].

Flúor tamponado e pastilhas com xilitol

Num estudo conduzido por ***Tenovuo J*** (1997), foi desenvolvida uma nova pastilha tamponante para pacientes susceptíveis à cárie dentária e à erosão, em particular para aqueles com secreção salivar reduzida. Esta pastilha era constituída por uma combinação de xilitol, flúor, cálcio, fosfato, zinco e compostos tamponantes. Em indivíduos com uma taxa de secreção salivar normal, a pastilha provocou apenas uma ligeira estimulação do fluxo salivar, mas foi observada uma elevação significativa do pH salivar e do efeito tampão. Foi observado um aumento significativo do fluxo salivar imediatamente (2-4 min) após a sucção da pastilha. Além disso, após um mês de utilização diária, a taxa de fluxo de base foi significativamente elevada no grupo de estudo. O pH da saliva total aumentou de forma altamente significativa imediatamente após a sucção e manteve-se notavelmente elevado durante pelo menos 20 minutos[75].

Dentirol Plus

Dentirol Plus é uma gama de pastilhas estimulantes da saliva sem açúcar que ajudam a proteger os dentes. As pastilhas contêm ácido málico, que combate a boca seca estimulando a produção de saliva, e contêm igualmente flúor e xilitol. As várias versões de Dentirol Plus contêm igualmente uma série de ingredientes benéficos para os utilizadores, por exemplo, zinco e vitamina C e D. Os vários sabores disponíveis são morango, mirtilo, eucalipto[76].

5. GOTAS DE FLUORETO

As gotas de flúor são feitas de fluoreto de sódio num veículo aquoso com um conservante [77]. Este medicamento está frequentemente disponível como um produto combinado de vitaminas e fluoreto. As gotas de fluoreto, tal como outros suplementos dietéticos de fluoreto, são utilizadas em bebés e crianças para tratar ou prevenir deficiências devidas a uma dieta pobre ou a níveis baixos de fluoreto na água potável e noutras fontes. O flúor é utilizado para prevenir as cáries dentárias, enquanto as vitaminas são importantes blocos de construção do corpo e ajudam a manter a saúde [78]. O nome genérico das gotas de flúor é fluoreto de sódio e os nomes de marca são Fluor-A-Day, Fluoritab e Kardium [79]. Cada 8 gotas equivalem a 1 mg de fluoreto (a partir de 2,2 mg de fluoreto de sódio)[77].

As gotas de flúor são utilizadas para:

As gotas de flúor contendo fluoreto de sódio são indicadas como suplemento alimentar para a prevenção de cáries dentárias em crianças nas zonas onde o nível de fluoreto da água potável é inadequado. No entanto, este medicamento não foi considerado seguro e eficaz pela FDA e a lei federal (EUA) proíbe a sua distribuição sem receita médica[77].

Modo de utilização

Medir cuidadosamente a dose utilizando o conta-gotas especialmente marcado que é fornecido. As gotas podem ser consumidas por ingestão direta ou adicionando-as nas quantidades prescritas a bebidas ou alimentos consumidos. Não misturar com alimentos que contenham leite ou outros produtos lácteos. As restantes instruções e precauções são as mesmas que as mencionadas para os comprimidos de fluoreto de sódio [80].

QUADRO 10: ESQUEMA DE DOSAGEM DE GOTAS DE FLÚOR[77]

Ppm de iões de fluoreto na água potável	Dosagem diária		
	IDADE 6 MO. - 3 YRS	IDADE 3-6 ANOS	IDADE 6-16 ANOS
Menos de 0,3 Ppm	2 gotas	4 gotas	8 gotas
0,3 a 0,6 ppm	Nenhum	2 gotas	4 gotas
Mais de 0,6 Ppm	Nenhum	Nenhum	Nenhum

GOMAS DE MASCAR COM FLÚOR

A goma de mascar não actua apenas como um estimulante salivar, mas também pode servir como um veículo útil para alguns agentes como o flúor, a clorexidina e o fosfato de cálcio.[81] O flúor contendo gomas de mascar é um bom método de administração de flúor que ajuda na manutenção de uma concentração intra-oral de flúor constantemente elevada, o que tem um efeito preventivo na cárie dentária[81]. Em experiências efectuadas por ***Suyama***, observou-se que o conteúdo de flúor das lesões de esmalte remineralizadas tratadas com gomas de mascar contendo flúor era pelo menos duas vezes superior ao do grupo placebo[82].

As gomas de mascar com flúor são utilizadas para:

As gomas de mascar com flúor são um veículo adequado para a administração diária de flúor. Ao atuar como estimulante da saliva e como agente cariostático, as gomas de mascar com flúor podem funcionar como suplemento em áreas onde a água potável contém flúor a menos de 0,6 ppm[83].

Padrão de apuramento

Num estudo efectuado por ***Sjogren K et al,*** foi comparada a taxa de libertação de fluoreto em pastilhas e gomas de mascar. Foi observado que o flúor era libertado aproximadamente à mesma velocidade tanto para as pastilhas de flúor como para as gomas de mascar, embora o pico mais elevado de concentração de flúor fosse atingido por uma pastilha. Isto pode ser atribuído ao facto de o produto ser dissolvido relativamente rápido na boca[83].

O padrão de eliminação incluiu duas fases após a administração de goma de mascar contendo flúor. A primeira fase pode ser devida à elevada taxa de fluxo salivar diretamente após a sucção e a mastigação, resultando numa rápida diminuição da concentração de F. A segunda fase, que se caracteriza por uma taxa de diminuição de F um pouco menos pronunciada do que a primeira, pode ser causada pela diluição com saliva, que é gradualmente segregada a uma taxa mais baixa, e pela deglutição frequente. Quando a concentração salivar de F neste estudo foi transformada em valores logarítmicos, observou-se um ponto de rutura entre as duas fases em cerca de 25 minutos para crianças e adultos, no entanto, não se observou esta tendência em doentes com boca seca, uma vez que os doentes com boca seca engolem com menos frequência e, assim, os níveis de fluoreto são mais bem sustentados[83].

Efeito na remineralização e na resistência ácida do esmalte

Num estudo realizado por ***Suyama*** (2011), um ensaio duplamente cego descreveu o efeito na remineralização e na resistência ácida do esmalte em 45 indivíduos sobre a administração de gomas de mascar contendo flúor do chá verde e um placebo. Os resultados concluíram que o aumento da área de remineralização foi significativamente maior para a goma de mascar contendo flúor. E a goma de mascar contendo flúor resultou numa resistência significativa ao desafio ácido em comparação com a goma placebo[82].

Utilização materna de gomas de mascar com flúor

Thorild I realizou um estudo em que 173 mães com contagens elevadas de estreptococos mutans salivares na saliva foram distribuídas aleatoriamente por três grupos experimentais de pastilhas elásticas contendo A) xilitol, B) clorexidina/xilitol e C) fluoreto de sódio. A administração da goma de mascar foi iniciada quando a criança tinha 6 meses de idade e foi continuada durante um ano até a criança completar 18 meses de idade. A prevalência de Streptococcus mutans nos bebés de 18 meses foi de 10%, 16% e 28% nos três grupos experimentais, respetivamente. Assim, este estudo levou à conclusão de que o consumo materno de gomas de mascar contendo xilitol e clorexidina/xilitol reduziu significativamente a transmissão mãe-filho de estreptococos mutans salivares[83,84].

6. TOXICIDADE DO FLÚOR

Todos os dentistas devem estar cientes de que o flúor é uma substância perigosa. Os dentistas têm de se certificar de que o flúor é utilizado para prevenir a cárie dentária e, assim, melhorar a saúde oral com o mínimo de efeitos adversos. O consumo de elevadas concentrações de flúor durante um curto período de tempo pode ter efeitos tóxicos agudos, que vão desde perturbações gástricas, náuseas, vómitos ou mesmo a morte[85]. A ingestão excessiva de fluoreto durante um longo período de tempo, durante a fase de desenvolvimento dos dentes, pode causar toxicidade crónica. As manifestações da intoxicação crónica por fluoreto dependem da taxa de ingestão, da duração da exposição e da idade do indivíduo. O fluoreto ósseo é aproximadamente proporcional à ingestão de fluoreto da água que, através do fluoreto do plasma e do fluido dos tecidos, pode ser incorporado no osso recém-formado e trocar com iões hidroxilo no osso já formado[17].

Ingestão adequada de fluoreto

O Conselho de Alimentação e Nutrição (FNB) do Instituto de Medicina dos EUA actualizou as suas recomendações para a ingestão de flúor em 1997. "Uma vez que os dados eram insuficientes para estabelecer uma Dose Diária Recomendada (DDR), os níveis de Ingestão Adequada (IA) foram definidos com base em estimativas de ingestão que demonstraram reduzir a ocorrência de cáries dentárias de forma mais eficaz sem causar o efeito secundário indesejado de manchas no esmalte dos dentes conhecido como fluorose dentária (0,05 mg/kg de peso corporal)." [86]

QUADRO 11: Ingestão Adequada (AI) de Flúor

Fase de vida	**Idade**	**Homens (mg/dia)**	**Mulheres (mg/dia)**
Bebés	0-6 meses	0.01	0.01
Bebés	7-12 meses	0.5	0.5
Crianças	1-3 anos	0.7	0.7
Crianças	4-8 anos	1.0	1.0
Crianças	9-13 anos	2.0	2.0
Adolescentes	14-18 anos	3.0	3.0
Adultos	19 anos ou mais	4.0	3.0
Gravidez	todas as idades	-	3.0
Amamentação	todas as idades	-	3.0

FONTE: Centro de Informação sobre Micronutrientes (Instituto Linus Pauling) http://lpi.oregonstate.edu/infocenter/minerals/fluoride/

Perspetiva histórica

Na segunda metade do século XIX e no início do século XX, o flúor era utilizado como pesticida, como pó para matar baratas, sendo frequentemente armazenado em armários de cozinha e noutras áreas acessíveis[85,87]. Por esta razão, ocorreram muitos casos de envenenamento agudo acidental ou intencional por fluoreto[88]. "Entre 1933-1955, foram registados 607 casos fatais de toxicidade por fluoreto nos EUA. Em 1940, o fluoreto de sódio foi adicionado a panquecas num centro do Exército de Salvação em Pittsburgh. 40 pessoas foram afectadas e 12 morreram. Em 1943, um hospital no Oregon colocou 17 libras de NaF em 10 galões de mistura para ovos mexidos. Registaram-se 263 casos de envenenamento com 47 mortes". [88]

A incidência atual de toxicidade do flúor com consequências fatais é significativamente menor. Atualmente, os compostos de flúor são raramente utilizados em pesticidas ou não são utilizados de todo[88]. No entanto, continuam a ser utilizados produtos dentários que contêm flúor[86]. Os suplementos dietéticos de fluoreto são outra fonte de fluoreto[86]. Dos 20 000 casos ainda notificados todos os anos nos EUA, cerca de 90% são crianças pequenas, sendo que uma percentagem muito elevada de casos envolve pastas dentífricas fluoretadas ou elixires bucais[87].

Mecanismo de toxicidade dos fluoretos

A OMS recomenda um nível ótimo de fluoreto na água potável, para a prevenção de cáries dentárias. No entanto, quando o flúor na água potável fluoretada é somado ao flúor obtido de outras fontes dietéticas, como pastas de dentes ou enxaguamentos, alimentos e bebidas, a absorção diária óptima para um indivíduo é geralmente excedida. Isto resulta num consumo descontrolado e imprevisível de fluoreto, que pode frequentemente exceder o seu valor terapêutico, conduzindo assim à toxicidade[88].

"O flúor, quando ingerido no organismo, altera praticamente todas as vias de sinalização intracelular conhecidas, incluindo as vias dependentes da proteína G, as caspases e os mecanismos ligados aos receptores de morte e às mitocôndrias, bem como desencadeia uma série de alterações metabólicas e de transcrição, incluindo a expressão de vários genes relacionados com a apoptose, conduzindo, em última análise, à morte celular." [88]

Experiências em ratos que receberam 100ppm F na água mostraram que o efeito desta dose muito elevada consiste em três acções diretas nas células ósseas. A primeira é um aumento do número de osteoblastos e da sua atividade de secreção de matriz óssea, acompanhado de um aumento da fosfatase alcalina sérica. O segundo efeito é o atraso da mineralização. Enquanto o terceiro efeito é o aumento da reabsorção nas superfícies endosteais, produzindo uma grande cavidade medular, mas novamente este efeito foi menor do que o aumento da deposição periosteal[85].

Dose e toxicologia

As fases seguintes descrevem a avaliação da toxicologia de um produto químico. Resumidamente, são elas[89]

1. Identificação da gama de efeitos tóxicos que podem ocorrer em caso de exposição elevada - frequentemente com base em dados relativos a animais ou na experiência de exposições profissionais agudas, acidentais ou crónicas.

2. Determinação da relação dose-resposta no que respeita a efeitos tóxicos específicos a vários níveis de exposição.

3. Cálculo de um "nível aceitável de exposição"[89].

"A dose certamente letal é a DL100, que é definida como uma dose em que todas as pessoas que ingerirem essa quantidade de flúor morrerão se não forem tratadas imediatamente. Ao analisar relatos de casos, Hodges e Smith concluíram que uma 'Dose Certamente Letal' é de 5-10 g de NaF para adultos com 70 kg de peso corporal, igual a 70-140 mg NaF/kg ou 32-64 mg F/kg." [89]

A Dose Provavelmente Tóxica (PTD) é a "dose limite que deve desencadear um tratamento de emergência imediato (incluindo hospitalização), mesmo que apenas se suspeite que a dose PTD foi ingerida. A PTD é de 5 F/kg".

PTD para uma criança de 1-2 anos, ~ 10 kg (22 lb) é 50 mg F.

PTD para uma criança de 5-6 anos, ~ 20 kg (44 lb) é 100 mg F.

O PTD para um adulto de ~ 60 kg (130 lb) é de 300 mg F (0,3 g).

A PTD não está relacionada com a dose que pode causar um efeito crónico como a fluorose, que é uma dose muito mais baixa mas requer uma exposição a longo prazo[89].

Toxicidade aguda

Os sintomas de toxicidade do flúor começam a manifestar-se poucos minutos após a ingestão. O doente pode sentir náuseas, vómitos e dores abdominais com doses relativamente baixas, como no caso do gel APF. Podem também aparecer alguns sintomas inespecíficos como hipersalivação, lágrimas, corrimento nasal e bucal, diarreia e dor de cabeça. A toxicidade aguda provocada por doses elevadas de fluoreto apresenta os sintomas acima referidos. A convulsão, o espasmo das extremidades e a fraqueza generalizada, que são sinais de cálcio plasmático baixo

(A pressão arterial desce frequentemente para uma zona perigosa e podem desenvolver-se arritmias cardíacas. O centro respiratório pode ficar deprimido, resultando em acidose respiratória. A desorientação extrema ou o coma indicam a fase fatal da toxicidade, que geralmente precede a morte e ocorre nas primeiras horas. O prognóstico é bom se o indivíduo sobreviver aos primeiros 1-2 dias[89].

Toxicidade crónica

"O único efeito adverso conhecido associado à ingestão de níveis relativamente baixos de fluoreto (1-2ppm na água potável) numa base crónica é a fluorose dentária. Os sinais de fluorose esquelética tornam-se evidentes com o consumo de 8-10ppm de fluoreto na água potável durante aproximadamente 10 anos ou mais." [87]

Efeitos nos dentes

A fluorose dentária é uma perturbação específica do processo de formação dos dentes causada pela ingestão excessiva de flúor. As caraterísticas clínicas da fluorose dentária são extremamente variáveis[86]. A sua intensidade varia desde estrias esbranquiçadas quase imperceptíveis até pitting confluente e coloração do esmalte dentário. A fluorose do esmalte pode ocorrer como resultado de uma exposição aguda ou crónica ao flúor durante a formação do dente[32].

A dose limite na qual o flúor causa fluorose dentária não é conhecida, mas foi estimada em 0,1 mg/kg de peso corporal (***Riordan,*** 1989). As actuais políticas de fluoretação comunitária e de suplementação de flúor baseiam-se nas observações de Dean de que uma concentração de 1 ppm de flúor na água da comunidade produz o equilíbrio ideal entre a redução de cáries e a minimização da fluorose (***Dean***, 1936)[32].

Índice de Fluorose de Dean

O índice de fluorose de Dean foi introduzido em 1934 por ***Trendley H. Dean***. É também conhecido como "Sistema de Classificação de Dean para Fluorose Dentária". [90] O Índice de Fluorose de Dean utilizado atualmente é o que tem critérios modificados (1942).

Os critérios do Dean's Fluorosis Index de 1934 baseavam-se numa escala ordinal de 7 pontos: normal, questionável, muito ligeiro, moderado, moderadamente grave e grave. No entanto, uma modificação em 1942 levou à existência de uma escala ordinal de 6 pontos que consiste em normal, questionável, muito ligeiro, ligeiro, moderado, grave[90].

Critérios de pontuação

Normal (0): A estrutura semivitriforme translúcida habitual é representada como o esmalte. A cor é pálida, branco-creme e a superfície é lisa e brilhante[90].

Questionável (0,5): "O esmalte revela ligeiras aberrações em relação à translucidez do esmalte normal, variando de algumas manchas brancas a manchas brancas ocasionais. Esta classificação é utilizada nos casos em que não se justifica um diagnóstico definitivo da forma mais ligeira de fluorose e uma classificação de 'normal' não se justifica".[90]

Muito ligeira (1): "Pequenas áreas opacas, brancas como papel, espalhadas irregularmente pelo dente, mas não envolvendo mais do que aproximadamente 25% da superfície do dente. Frequentemente incluídos nesta classificação estão os dentes que não mostram mais do que cerca de 1-2mm de opacidade branca na ponta do topo das cúspides dos biscuspídeos ou segundos molares." [90]

Suave (2): "As áreas brancas opacas no esmalte dos dentes são mais extensas, mas não chegam a envolver 50% do dente." [90]

Moderado (3): Todas as superfícies de esmalte dos dentes são afectadas e as superfícies sujeitas a atrito apresentam desgaste. A mancha castanha é frequentemente uma caraterística distintiva[90].

Grave (4): "Todas as superfícies de esmalte dos dentes são afectadas e a hipoplasia é tão acentuada que a forma geral do dente pode ser afetada. O principal sinal de diagnóstico desta classificação é a picada discreta ou confluente. As manchas castanhas são generalizadas e os dentes apresentam frequentemente um aspeto corroído." [90]

Limitações: A pontuação questionável é muitas vezes um problema desconcertante[91].

QUADRO 12: PREVALÊNCIA (%) DE FLUOROSE DENTÁRIA EM DIFERENTES PARTES DA ÍNDIA POR GRUPOS ETÁRIOS

Estado/Área	**Grupo etário (anos)**	**Prevalência (%)**	**Autor**
Cuddalore, TN	5-12	31.4	Sarvanan et.al. Indian J Community Med. 2008; 33(3): 146-150.
Alapuzzha, kerala	10-17	35.6	Gopalakrishnan et.al. Natl Med J India. 1999; 12(3):99-103.
Vadodara, Gujarat	Adultos	39.2 - 59.3	Kotecha et al. Indian J Med Res. 2012 junho; 135(6): 873877.
Davangere, karnataka	12-15	13-100	Chandrasekhar e Anuradha. Int Dent J. 2004; 54(5):235-9.
Jhajjar, Haryana	7-15	30-94.9	Yadav et al. Environ Geochem Health. 2009; 31(4):431-8.

Birbhum, Bengala Ocidental	Adultos	61-66.7	Majumdhar. Indian J Public Health 2011; 55:303-8.
Punjab	5-60	91.1	Shashi e Bhardwaj. Biosci. Biotech. Res. Comm. 2011; 2:155-163.
Nalgonda, A.P	12-15	71.5	Shekar et al. Indian J Public Health. 2012; 56(2):122-8.
Durg, Chattisgarh	Adultos	8.2	Pandey. Trop Doct. 2010; 40(4):217-9.
Dungarpur, Udaipur (Rajasthan)	Todas as idades	39.2-72.1	Choubisa et al. J Environ Sci Eng. 2010; 52(3):199-204.
Palamau (Jharkhand)	crianças	83.2	Srikanth et al. Relatório de investigação Fluoride. 2008; 41(3)206-211.
Assam	Todas as idades	31.3	Chakraborti et al. Current Science. 2000; 78 (12): 14211423
Uttar Pradesh	Todas as idades	28.6	Srivastava et al. Int J Oral & Maxillofacial Pathology; 2011:2(2):7-12.
Kareka, Shivpuri Madhya Pradesh	13-50	86.8	Saksena e Narwaria. Int j Environ Sci. 2012; 3(3).
Raigad, Maharashtra	0-23	91.7	Bawaskar e Bawaskar. Trop Doct. 2006; 36: 221.
Nalgonda, A.P	Adultos	30.6	Nirgude et al. Indian J Public Health. 2010;54(4):194-6.
FONTE: Arlappa N, Qureshi A, Srinivas R. Fluorosis in India: an overview. Int J Res Dev Health. abril de 2013; Vol 1(2)			

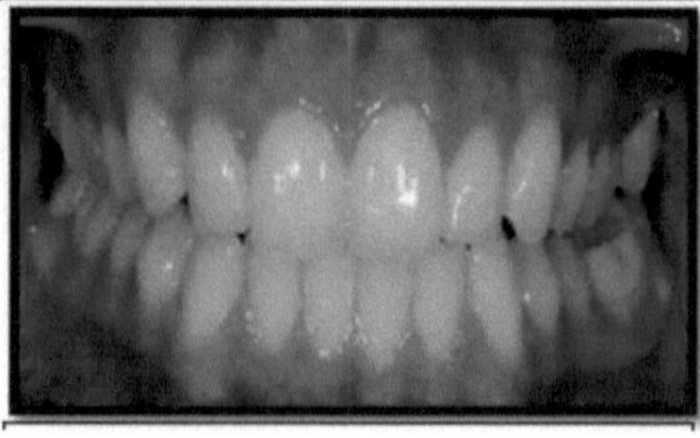

DIAG 10: Índice de Fluorose de Dean: Pontuação: Normal (0)

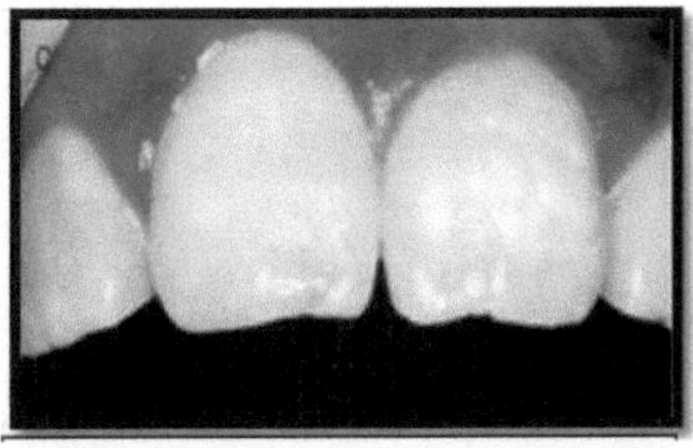

DIAG 11: Índice de Fluorose de Dean: Pontuação: Questionável (0,5)

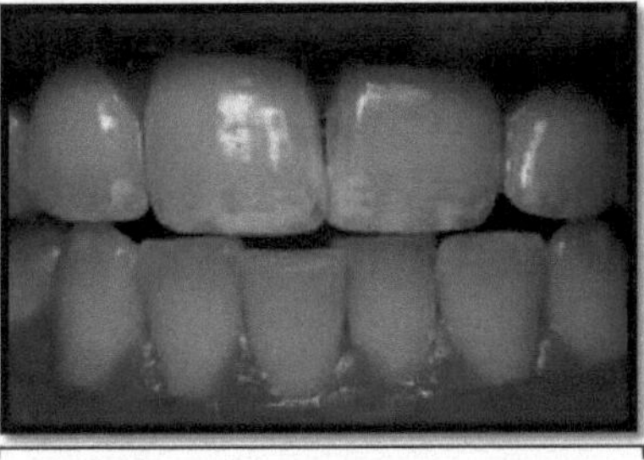

DIAG 12: Índice de Fluorose de Dean: Pontuação: Muito ligeira (1)

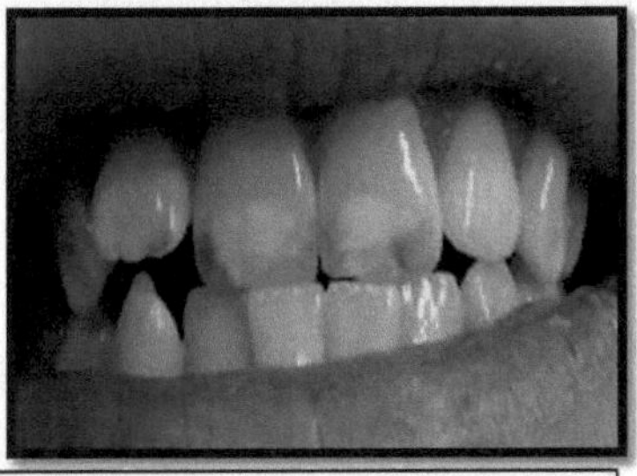

DIAG 13: Índice de Fluorose de Dean: Pontuação: Ligeira (2)

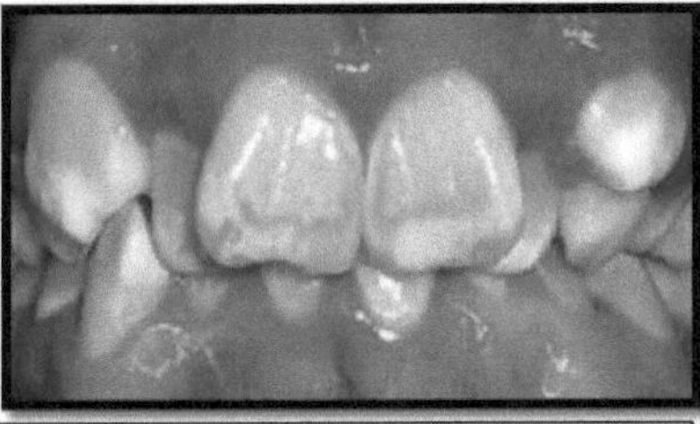

DIAG 14: Índice de Fluorose de Dean: Pontuação: Moderada (3)

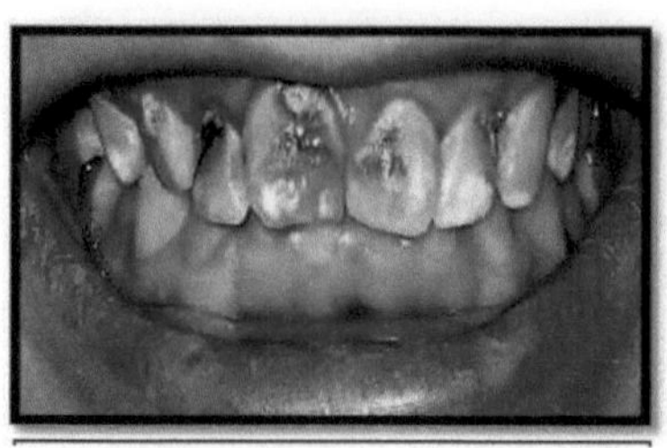

DIAG 15: Índice de Fluorose de Dean: Pontuação: Grave (4)

O flúor é facilmente incorporado na estrutura cristalina do osso, acumulando-se ao longo do tempo. A fluorose esquelética e os riscos subsequentes de fracturas ósseas são as principais preocupações dos efeitos do flúor no sistema músculo-esquelético[89]. A fluorose esquelética pode ainda levar a deficiências e incapacidades que acabam por resultar em deficiência. Assim, estes indivíduos afectados não conseguem arranjar emprego ou trabalho para a sua subsistência diária e acabam por viver a sua vida como dependentes de outros[92].

A fluorose esquelética é uma doença dos ossos e das articulações que está associada à exposição prolongada a concentrações elevadas de flúor. O aumento da concentração de flúor resulta num aumento da densidade óssea, o que provoca alterações no osso que levam à rigidez e dor nas articulações. "A doença é classificada numa fase pré-clínica e nas fases I, II e III, a última das quais é por vezes referida como a fase "incapacitante" porque a mobilidade é afetada. Na fase II, a mobilidade não é significativamente afetada, mas é caracterizada por dores esporádicas, rigidez das articulações e osteosclerose (espessamento ósseo) da pélvis e da coluna vertebral. O comité concluiu que tanto a fluorose esquelética na fase II como na fase III devem ser consideradas adversas." [92]

Foram registados casos de fluorose em Nalgonda e noutras zonas do estado de Andhra Pradesh e noutras partes da Índia. De acordo com um estudo, cerca de 60 milhões de pessoas vivem nestas áreas endémicas de fluorose e correm o risco de contactar com a doença e 2 milhões de pessoas estão aleijadas devido a esta doença[93]. "A incidência de distritos afectados pela fluorose na Índia está listada por ordem alfabética: Assam=2; Andhra Pradesh= 17; Bihar=8; Delhi=4; Gujarat= Todos exceto Dang; Haryana= 12; Jammu & Kashmir=l; Karnataka= 14; Kerala=3; Maharashtra= 10; Madhya Pradesh= 10; Orissa= 3; Punjab=13; Rajasthan= Todos os 32 distritos; Tamil Nadu= 8; Uttar Pradesh= 7 e West Bengal=4." Por conseguinte, a fluorose esquelética continua a ser um importante problema de saúde pública na Índia. Os factores que contribuem para o desenvolvimento da fluorose são a água potável altamente fluoretada, o elevado nível de fluoreto nos alimentos cultivados nestas áreas, o clima tropical e o trabalho manual que provoca um aumento da ingestão de água, a má nutrição, as deficiências de cálcio, magnésio e vitamina C, as doenças renais, a presença de elementos como o estrôncio e o urânio na água potável[94].

QUADRO 13: PREVALÊNCIA (%) DE FLUOROSE ESQUELÉTICA EM DIFERENTES PARTES DA ÍNDIA, POR GRUPOS ETÁRIOS

Estado/Área	Grupo etário (anos)	Prevalência (%)	Autor
Nalgonda, Andhra pradesh	Todas as idades	24.9	Nirgude et al. Indian J Public Health. 2010 Oct-Dec; 54(4):194-6.
Durg, Chattisgarh	Adultos	6.3-38.1	Pandey. Trop Doct. 2010; 40(4):217-9.
Dungarpur e Udaipur Rajasthan	Todas as idades	12-27.6	Choubisa et al. J Environ Sci Eng. 2010; 52(3):199-204.
Bihar, Índia	1-5	20	Khandare et al. Calcif Tissue Int. 2005; 76(6):412-8.
Palamau, Jharkhand	Adultos	47.4	Srikanth et al. Relatório de investigação Fluoride. 2008; 41(3)206-211.
Assam	Adultos	1.74	Chakraborti et al. Current Science. 2000;78 (12): 14211423.
Uttar Pradesh	Todas as idades	14.2	Srivastava et al. Internacional Jornal de Medicina Oral e Maxilofacial Patologia. 2011:2(2):7-12.
Kareka, Shivpuri Madhya Pradesh	13-50	39.2	Saksena e Narwaria. Int j Environ Sci. 2012; 3(3).
FONTE: Arlappa N, Qureshi A, Srinivas R. Fluorosis in India: an overview. Int J Res Dev Health. abril de 2013; Vol 1(2)			

Efeitos no cérebro

O flúor pode afetar o metabolismo do oxigénio e induzir radicais livres de oxigénio que têm um papel na diminuição da capacidade cognitiva, como a aprendizagem e a memória. Esta situação é agravada pela ligação do flúor a antioxidantes como a N-acetilcisteína e outras enzimas destruidoras de radicais livres. Isto conduz a danos na membrana das células nervosas e à apoptose devido à peroxidação lipídica[93,94]. Foi também observada uma redução do teor de ADN e dos fosfolípidos cerebrais totais em caso de exposição contínua ao flúor durante 7 meses. Em ratas grávidas, a exposição ao flúor também induziu perturbações no desenvolvimento do cérebro das crias[95]. Os sintomas observados nos ratos após a exposição ao flúor são um peso corporal médio baixo, um tempo mais longo para localizar o alimento, uma memória fraca e uma diminuição da habituação[96].

Efeitos do sistema renal e hepático

A exposição ao flúor pode manifestar várias alterações em dois órgãos-chave envolvidos no metabolismo e na excreção, que são o fígado e o rim, respetivamente. Estudos efectuados em ratos adultos mostraram que a exposição prolongada e elevada ao flúor induz alterações degenerativas e inflamatórias no fígado com dilatação dos sinusóides e pode também levar a hiperplasia celular hepática[97].

Os rins são os principais órgãos de excreção e retenção de água e minerais. A toxicidade do flúor pode causar alterações patológicas nos glomérulos, túbulos proximais, distais e colectores dos néfrons dos animais utilizados na experiência[87].

Efeitos da glândula tiroide

A glândula tiroide tem tendência para absorver e reter fluoreto. A exposição crónica ao flúor pode afetar a glândula tiroide através da redução do citoplasma e das microvilosidades e do inchaço dos vacúolos nas células epiteliais foliculares. Tanto o iodo como o flúor têm um efeito antagónico na glândula tiroide, pelo que podem causar hipertiroidismo. Interfere na conversão da tiroxina em triiodotironina[87].

Tratamento da toxicidade aguda dos fluoretos

A toxicidade aguda do flúor resulta da ingestão rápida e excessiva de flúor de uma só vez. A velocidade e a gravidade da resposta dependem da quantidade de flúor ingerida e do peso e idade do indivíduo. Os sintomas experimentados já foram discutidos acima. Segue-se o tratamento da toxicidade aguda por fluoreto de acordo com a dose ingerida:

Menos de 5mg/Kg: i. Administrar cálcio por via oral ou dar leite ao doente para aliviar os sintomas gastrointestinais e observar durante algumas horas.

ii. Induzir o vómito

Mais de 5mg/Kg mas menos de 15mg/Kg de peso corporal:

i. Esvaziar o estômago através da indução de vómitos com Emetics. No caso de doentes com "Reflexo de Vómito" deprimido, a indução de vómitos está contra-indicada e a Intubação Endotraqueal deve ser efectuada antes da Lavagem Gástrica. Administrar cálcio solúvel por via oral sob qualquer forma.

iii. Internar no hospital e observar durante algumas horas.

Mais de 15mg/Kg:i. Internar imediatamente no hospital.

ii. Induzir o vómito

iii. Iniciar monitorização cardíaca

iv. Administrar lentamente Solução de Gluconato de Ca+ a 10% por via intravenosa. Podem ser administradas doses adicionais se surgirem sinais clínicos de tetania.

v. Deve ser mantido um débito urinário adequado utilizando diuréticos, se necessário, e devem ser adoptadas medidas gerais de apoio ao choque[90].

Assim, é necessário estimar a ingestão total de fluoreto, especialmente em países com uma concentração de fluoreto na água potável e nos solos superior à óptima. Como a toxicidade do flúor não se manifesta apenas afectando os dentes e os ossos, mas também os tecidos moles e órgãos como os rins, o fígado, a tiroide e até o cérebro, os suplementos de flúor devem ser prescritos pelo profissional de saúde após uma avaliação e investigação adequadas da ingestão total de flúor do doente.

7. DISCUSSÃO

A cárie dentária é uma doença crónica que afecta uma grande parte da população mundial. De acordo com um estudo recente em Bangalore, a prevalência de cárie dentária em crianças foi de 40% (2012). Como a cárie dentária pode ser controlada através da alteração de múltiplos factores, como a flora bacteriana na boca, a modificação da dieta, o aumento da resistência do dente ao ataque ácido ou a reversão do processo de desmineralização, a saúde dentária melhorou aparentemente nos últimos 25-30 anos, mesmo nas áreas onde a água potável não é fluoretada[50,104]. Num estudo realizado por ***Yadav O***, baseado em Rajasthan (2013), esta melhoria foi alcançada como resultado da disponibilidade de concentração de fluoreto salivar acima de 0,03ppm ou superior para causar um efeito anticárie. Esta concentração pode ser mantida durante pelo menos 6 horas na cavidade oral com a suplementação dietética de fluoreto, que regressa à linha de base em 12 horas, ao passo que o aumento da concentração de fluoreto com fluoretos tópicos é de curto prazo (2 horas)[104].

Um estudo efectuado por ***Meyer-Luekel H. et al*** (2010) demonstrou que existe um padrão semelhante ao da resposta à dose, que diminui o risco relativo de cárie quanto mais tempo os comprimidos de flúor forem utilizados. A duração do uso de comprimidos de flúor foi negativamente associada ao DEFS modificado: quanto maior a duração, menor o DEFS modificado. No entanto, a mesma relação deixou de existir no que respeita à fluorose dentária. O risco de fluorose não era mais elevado entre as crianças expostas tanto a pastilhas de flúor como a sal fluoretado, em comparação com as crianças que usavam apenas pastilhas de flúor. Foram observados os mesmos resultados na Noruega, onde foram recomendadas pastilhas de flúor[105]. Pelo contrário, uma meta-análise de suplementos de flúor e fluorose por ***Amid I*** (1999) mostrou que as crianças que consumiam suplementos de flúor tinham uma maior prevalência de fluorose nos seus dentes permanentes do que as que não consumiam, apesar de a maioria da fluorose encontrada ser de tipo muito ligeiro a ligeiro[57].

A Índia, sendo um país com concentrações elevadas de fluoreto na água potável na maioria dos seus estados, torna os seus cidadãos mais propensos a desenvolver fluorose. O efeito benéfico ou prejudicial do flúor depende da ingestão total de flúor de todas as fontes, o que inclui não só água, suplementos de flúor, mas também produtos lácteos, frutas e legumes, bebidas, fórmulas para bebés, etc. O chá é originário da Índia e é um hábito cultural popular em todo o país. Um estudo de ***Gupta P*** (2012) estimou a concentração de flúor na água, no leite e no açúcar em 0,8 mg/l, 0,4 mg/l e 0,8 mg/l, respetivamente, na cidade de Mathura[106]. A concentração média de fluoreto na água de furo é de 0,14 ± 0,15 mg/l. As concentrações de fluoreto na água dos furos variam entre 0,35 mg/l registados na zona IV e 0,83 mg/l. A concentração média de fluoreto na água da torneira é de 0,56 ± 0,17 mg/l. A concentração de fluoreto na água da torneira varia de 0,34 mg/l a 0,92mg/l na zona [107]. Num estudo realizado por ***Oganessian E et al*** em 2011 sobre a ingestão alimentar de flúor em crianças em idade pré-escolar, demonstrou-se que a ingestão diária de flúor observada atingiu o limiar para a ingestão segura de flúor e, quando se adicionou a potencial ingestão de flúor resultante da deglutição indesejada de um dentífrico fluoretado, a ingestão alimentar atingiu o intervalo ótimo de consumo de flúor. Assim, antes de prescrever suplementos dietéticos de flúor, é necessário fazer um julgamento quase exato do consumo total de flúor pelo paciente por dia e do seu risco de desenvolver cáries dentárias.

Mesmo após o estabelecimento de evidências, através de vários ensaios, do risco de desenvolvimento de fluorose dentária pela utilização de suplementos dietéticos de flúor, verificou-se sempre que o risco de fluorose dentária só aumenta se a ingestão total de flúor e a avaliação do risco de cárie não tiverem sido efectuadas com precisão. No entanto, nunca houve dúvidas quanto à eficácia dos suplementos dietéticos de flúor na prevenção de cáries. De facto, isto é tão apoiado por estudos feitos anteriormente que a JADA, numa revisão sistemática de 2008, mostrou que "as crianças com fluorose tinham menores probabilidades de cárie nas dentições primária e permanente do que as crianças que não tinham fluorose"[9].

Por conseguinte, as evidências obtidas a partir de todos estes estudos são suficientes para justificar o papel dos suplementos de flúor na prevenção da progressão da cárie dentária. Este facto contribuiu para o declínio da taxa de prevalência da cárie dentária. O futuro do flúor é promissor se algo for feito para reter baixos níveis de flúor na saliva durante um período de tempo prolongado, para o que as pastilhas bioadesivas de flúor estão muito próximas de alcançar os efeitos desejáveis dos fluoretos. No entanto, o flúor sob qualquer forma, seja na água, nos alimentos, no leite, no sal ou como suplemento dietético de flúor, pode revelar-se prejudicial se a ingestão total não for estimada com exatidão. Assim, o flúor é uma faca de dois gumes, cujos benefícios têm de ser equilibrados com o seu risco de causar fluorose.

8. RECOMENDAÇÕES

Os suplementos dietéticos de fluoreto são considerados valiosos tanto para os indivíduos como como medida de saúde pública[12]. Os suplementos dietéticos de flúor estão disponíveis sob a forma de comprimidos que são engolidos ou mastigados, pastilhas que se dissolvem lentamente na boca, líquidos (incluindo preparações vitamínicas de flúor) e gomas de mascar[98]. Fornecem flúor a crianças com risco acrescido de cáries dentárias e cuja água de consumo primário tem uma baixa concentração de flúor. A maioria dos suplementos contém fluoreto de sódio. Os comprimidos e as pastilhas são fabricados com 1,0, 0,5 ou 0,25 mg de fluoreto[99]. As diretrizes para ajudar os profissionais e os pais a tomarem decisões sobre a utilização adequada do flúor como parte dos cuidados de saúde oral abrangentes para bebés, crianças, adolescentes e pessoas com necessidades especiais de cuidados de saúde foram dadas e modificadas por várias fontes autorizadas, como os Centros de Controlo e Prevenção de Doenças (CDC), a Academia Americana de Odontopediatria (AAPD), a Academia Americana de Pediatria (AAP) e a Associação Dentária Americana (ADA) ao longo dos anos[100].

Associação Dentária Americana (ADA)

A Associação Dentária Americana, a Academia Americana de Pediatria e a Academia Americana de Odontopediatria reviram a tabela de dosagem de suplementos de flúor em 1994[11]. Em 2010, o Conselho de Assuntos Científicos da Associação Dentária Americana forneceu Recomendações Clínicas Baseadas em Evidências sobre a Prescrição de Suplementos Dietéticos de Flúor para a Prevenção de Cáries. Neste documento amplamente divulgado, o painel de autores enfatizou a necessidade de avaliação do risco de cárie e prescrição criteriosa de suplementos dietéticos de flúor.

Suplementos dietéticos de flúor: Recomendações Clínicas Baseadas em Evidências (2010)

- Os médicos são encorajados a avaliar todas as fontes potenciais de flúor e a efetuar uma avaliação do risco de cárie antes de prescreverem suplementos de flúor.
- Para crianças com baixo risco de cárie, os suplementos dietéticos de flúor não são recomendados e outras fontes de flúor devem ser consideradas como uma intervenção preventiva da cárie.
- Para crianças com elevado risco de cárie, são recomendados suplementos

dietéticos de flúor de acordo com o calendário apresentado na tabela no final. Quando são prescritos suplementos de flúor, estes devem ser tomados diariamente para maximizar o benefício da prevenção da cárie[101].

Academia Americana de Odontopediatria (AAPD)

A Academia Americana de Odontopediatria (AAPD) apoia, sempre que a fluoretação da água não seja exequível, a suplementação da dieta da criança com flúor, de acordo com a dose programada aprovada pelo Conselho de Terapêutica Dentária da Associação Dentária Americana. A AAPD também apoia e encoraja o uso apropriado de preparações tópicas contendo flúor[98].

Foi realizada uma revisão exaustiva da literatura científica em língua inglesa relativa à utilização de flúor sistémico e tópico para rever e atualizar esta "Diretriz sobre Terapia com Flúor" para 2013. Os suplementos de flúor são eficazes na redução da prevalência de cárie dentária e devem ser considerados para crianças com elevado risco de cárie que bebem água com deficiência de flúor (menos de 0,6 ppm F). A determinação do flúor na dieta antes da prescrição de suplementos pode ajudar a reduzir a ingestão de flúor em excesso[100].

De acordo com as recomendações mencionadas para o flúor, as revisões baseadas em provas confirmam que a utilização de flúor para a prevenção e controlo da cárie é segura e altamente eficaz na redução da prevalência da cárie dentária. Evidências de ensaios clínicos randomizados e revisões baseadas em evidências mostraram que os suplementos dietéticos de flúor são eficazes na redução da cárie dentária e devem ser considerados para crianças em risco de cárie que bebem água com deficiência de flúor (menos de 0,6 ppm)[100].

Academia Americana de Pediatria (AAP)

O Comité de Nutrição da Academia Americana de Pediatria (AAP) emitiu pela última vez uma declaração em 1986 sobre o tópico da suplementação de flúor para crianças. As recomendações feitas nessa altura foram recentemente reavaliadas devido ao que parece ser um aumento da incidência de fluorose dentária em crianças que vivem nos Estados Unidos. Em janeiro de 1994, foi convocado um Workshop sobre Fluoreto Dietético patrocinado pela American Dental Association para abordar a questão da fluorose dentária, no qual foi recomendado um calendário para a dosagem de suplementos dietéticos de fluoreto. A AAP concorda com estas recomendações de dosagem. Estas recomendações para a suplementação com flúor representam uma modificação das que foram adoptadas em 1979 e reafirmadas em 1986. A suplementação com flúor já não é recomendada desde o nascimento, e as doses foram reduzidas durante os primeiros 6 anos de vida. O nível do teor de flúor da água quando os suplementos não são necessários foi reduzido de 0,7 para 0,6 ppm [102]. Além disso, a Academia Americana de Pediatria apoia e aceita como sua política as Recomendações [do CDC] para a Utilização de Flúor na Prevenção e Controlo da Cárie Dentária nos Estados Unidos[98].

Centro de Controlo e Prevenção de Doenças (CDC)

Os suplementos de flúor podem ser prescritos para crianças com alto risco de cárie dentária e cuja água potável primária tem uma baixa concentração de flúor. Para crianças com idade <6 anos, o dentista, médico ou outro profissional de saúde deve pesar o risco de cárie sem suplementos de flúor, a prevenção de cárie oferecida pelos suplementos e o potencial de fluorose do esmalte. A consideração das outras fontes de flúor da criança, especialmente a água potável, é essencial para determinar este equilíbrio. Os pais e cuidadores devem ser informados tanto do benefício da proteção contra a cárie dentária como da possibilidade de fluorose do esmalte. A dosagem de prescrição de suplementos de flúor deve ser consistente com o cronograma estabelecido pela ADA, AAPD e AAP. Os suplementos podem ser prescritos para pessoas, conforme apropriado, ou usados em programas escolares. Quando for prático, os suplementos devem ser prescritos como comprimidos mastigáveis ou pastilhas para maximizar os efeitos tópicos do flúor[98].

As recomendações da ADA, AAPD, AAP & CDC para o esquema de dosagem de suplementos dietéticos de flúor são congruentes e estão representadas na tabela seguinte.

QUADRO 14: RECOMENDAÇÕES PARA A SUPLEMENTAÇÃO DE FLUORETO NA DIETA[101]

Idade (anos)	Concentração de fluoreto na água potável (ppm)		
	<0.3	0.3-0.6	>0.6
Nascimento a 6 meses	Nenhum	Nenhum	Nenhum
6 meses a 3 anos	0,25 mg/dia	Nenhum	Nenhum
3 a 6 anos	0,50 mg/dia	0,25 mg/dia	Nenhum
6 a pelo menos 16 anos	1,0 mg/dia	0,50 mg/dia	Nenhum
FONTE: Dietary Fluoride Supplements: Evidence-based Clinical By ADA.			Recomendações:

9. CONCLUSÃO

Após a descoberta dos efeitos benéficos dos fluoretos na prevenção da cárie na década de 1930 e dos suplementos dietéticos de fluoreto na década de 1940, ocorreram grandes melhorias na nossa compreensão do modo de ação do fluoreto, o que resultou em novos produtos e, assim, o fluoreto continua a ser a pedra angular para a prevenção da progressão da cárie dentária em todo o mundo. Existem várias fontes de flúor que contribuem para o consumo dietético de flúor. Os mecanismos de ação do flúor incluem a inibição da desmineralização, o aumento da remineralização e a inibição da atividade bacteriana.

A utilização injustificada e arbitrária de suplementos dietéticos de flúor provocou um aumento da prevalência da fluorose dentária e não apenas uma diminuição da prevalência da cárie dentária. Além disso, a utilização de suplementos dietéticos de fluoreto tem muitas desvantagens, como o custo elevado, a fraca adesão, a utilização incorrecta, o aumento do risco de fluorose e a duração diária limitada da exposição aos dentes. Por conseguinte, o papel dos suplementos como medida de saúde pública é limitado, mas necessário e insubstituível.

Assim, ao tentar maximizar o benefício do flúor na prevenção de cáries e minimizar o risco, deve-se ter cuidado ao dar conselhos sobre os componentes que contêm flúor da dieta de um indivíduo ou ao prescrever suplementos dietéticos de flúor. A intenção é que os suplementos ajudem a manter determinados níveis de flúor na cavidade oral, que é o principal objetivo da utilização de flúor na prevenção da cárie. O futuro dos suplementos dietéticos de flúor pode ser visto em pastilhas ou gomas de mascar que libertam lentamente flúor para as crianças a partir dos 6 meses de idade, altura em que são capazes de o reter na boca durante um período de tempo mais longo. Os suplementos dietéticos de flúor não devem ser considerados como um suplemento dietético que protegerá automaticamente os dentes das cáries dentárias como um benefício adicional, mas sim como um substituto para compensar a falta de ingestão de flúor em áreas com água e alimentos com teor inadequado de flúor.

10. REFERÊNCIAS

1. Moses J, Rangeeth B, Gurunathan D: Prevalência de cárie dentária, estatuto socioeconómico e necessidades de tratamento entre crianças de 5 a 15 anos que frequentam a escola em Chidambaram; Journal of Clinical and Diagnostic Research. 2011 Feb, Vol-5(1):146-151
2. Heidi Emmerling Munoz e Ellen Standley: Modalidades actuais de flúor para a redução da cárie dentária, publicações Pennwell; novembro de 2012
3. Tubert-Jeannin S, Tramini P, Gerbaud L, Amsallem E, Schulte A, Auclair C, Ismail A; Fluoride supplements(tablets, drops, lozenges or chewing gums) for preventing dental caries in children(protocol); The Cochrane library 2009, issue 1
4. Maria Dolores, Juan Carlos, Lilia Adriana, Luis Fernando, Javier de la: Consumo de flúor e seu impacto na saúde bucal; International journal of environment research & public health2011, 8, 148-160
5. Featherstone J; Community Dental Oral Epidemiology 1999; 27 : 31-40
6. Mani S; Archives Of Orofacial Sciences (2009), 4(1); 1-6
7. Associação Dentária Americana. Recomendações clínicas baseadas em evidências sobre a prescrição de suplementos dietéticos de flúor para a prevenção de cáries: Um relatório do Conselho de Assuntos Científicos da Associação Dentária Americana. JADA 2010, Vol. 141(12).
8. Acharya S. Dental caries, its surface susceptibility and dental fluorosis in South India. International Dental Journal Volume 55, Número 6, páginas 359-364, dezembro de 2005
9. Amid I. Ismail, Hana Hasson: Fluoride supplements, dental caries and fluorosis: A systematic review, JADA 2008;139(11):1457-1468
10. Oganessian E, Ivancakova R, Lencova E, Broukal Z : Ingestão de fluoreto alimentar em crianças em idade pré-escolar; BMC Public Health 2011, 11; 768
11. Adair S; Overview of the History and Current Status of Fluoride Supplementation Schedules; Journal of Public Health Dentistry Vol. 59, KO. 4, outono de 1999
12. Holt R, Nunn J, Rock W, Page J: Fluoride Dietary Supplements And Fluoride Toothpastes For Children; International Journal of Paediatric Dentistry 1996; 6: 139-142.
13. Osso D, Tinanoff N, Romberg E, Syme S, Roberts M: Relationship of Naturally Occurring Fluoride in Carroll County, Maryland to Aquifers,Well Depths, and Fluoride Supplementation Prescribing Behaviors: Journal of Dental Hygiene, Vol. 82, No. 1, janeiro de 2008
14. Grget K, Peros k, Sutej I, Basic K; Os mecanismos cariostáticos do flúor: Ata Medica Academica 2013;42(2):179-188
15. Bibby BG, Wilkins E, Witol E. A preliminary study of the effects of fluoride

lozenges and pills on dental caries. Oral Surg Oral Med Oral Pathol 1955;8:213-16
16. Berg J, Slayton R: Early Childhood Oral Health; John Wiley & Sons, 15-Sep-2009
17. Murray JJ, Rugg-Gunn A, Jenkins G, Jenkins G. Fuorides in Caries Prevention. 3ª Edição. 1 de agosto de 1991. Butterworth-Heinemann Ltd
18. Nikiforuk G, Fraser D. Fluoride supplements for prophylaxis of dental caries. J Can Dent Assoc 1964;30:67-76.
19. Saliva- http://www.herbs2000.com/h_menu/saliva.htm (acedido em 2/5/2014)
20. Factos sobre a fluoretação. Associação Dentária Americana. 5th Ed. 2005. Web. http://www.ada.org/sections/newsAndEvents/pdfs/fluoridation_facts.pdf. (acedido em 2/5/2014)
21. fluoretação. http://ec.europa.eu/health/scientific_committees/opinions_layman/fluoridation/ en/l-3/2.htm (acedido em 2/5/2014)
22. Toumba K, Curzon M. Fluoride concentrations in saliva related to dental caries prevalence in primary teeth. European Journal Of Paediatric Dentistry - 1/2001
23. Harris N, Garcia-Godoy F, Nathe C. Primary Preventive Dentistry. 7th Ed. Upper Saddle River: Pearson. 2008.
24. Wilson A, Bawden J; Salivary fluoride concentrations in children with various systemic fluoride exposures; The Arnerican Academy of Pediatric Dentistry Volume 13, Number 2. 1991
25. Featherstone JD. "Prevention and reversal of dental caries: role of low level fluoride." Community Dent. Oral Epidemiology, 1999: 27:31-40. Web. Acedido em 7/3/12. http://www.ncbi.nlm.nih.gov/ pubmed/10086924.
26. Oliveby A, Lagerlof F, Ekstrand J, Dawes C; Studies on Fluoride Concentrations in Human Submandibular/Sublingual Saliva and their Relation to Flow Rate and Plasma Fluoride Levels; Journal of Dental Research. Fev1989, Vol. 68 Edição 2, p146-149
27. Arneberg P, Hossain A & Jokstad A: Fluoride tablet programs in healthy elderly subjects: distribution of fluoride in saliva and plaque with tablets in different sites; Ata Odontologica Scandinavica, 2005; 63: 65-72
28. Naumova E, Niemann N, Aretz L, Arnold W: Effects of different amine fluoride concentrations on enamel remineralization; j o u r n a l o f d e n t i s t r y 4 0 (2 0 1 2) 7 5 0 - 7 5 5
29. Robinson C, Kirkham J, Weatherell JA. Fluoride in teeth and bone. In: Fejerskov O, Ekstrand J, Burt BA, editores. Fluoride in dentistry, 2a ed., Copenhaga. Copenhaga: Mnksgaard; 1996. P. 69-87
30. Jenkins G; Theories on the Mode of Action of Fluoride in Reducing Dental Decay; J. dent. Res. Supplement to No. 1 Vol. 42, 1963

31.Ten Cate JM. Conceitos actuais sobre as teorias do mecanismo de ação do fluoreto . Ata Odontol Scand 1999;57:325±329. Oslo. ISSN 0001-6357.
32.Ahokas J, Demos L, Donohue D, Killalea S, McNeil J, Rix C; Review of Water Fluoridation and Fluoride Intake from Discretionary Fluoride Supplements; RMIT-University, Melbourne e Department of Epidemiology and Preventive Medicine Monash University, Melbourne 1999

33.Lennon M, Whelton H, Mullane D, Ekstrand J; Rolling Revision of the WHO Guidelines for Drinking-Water Quality; Organização Mundial de Saúde, setembro de 2004
34. Organização Mundial de Saúde, Water Sanitation and Health ((WSH) http://www.who.int/water_sanitation_health/naturalhazards/en/index2.html) (acedido em 6/05/2014)
35.Connett M; Fluoride Content Of Bottled Water; Fluoride Action Network, agosto de 2012
36. Posição da UNICEF sobre a fluoretação da água; uma publicação da Unicef sobre água, ambiente, saneamento e higiene; Waterfront Issue 12 - fevereiro de 1999
37. Manipal S, John J, Saravanan S, Arumugham M; Níveis de flúor em várias fontes de água potável disponíveis em Chennai - Um inquérito domiciliário; Journal of Advanced Oral Research, Vol 4; Issue 2: maio - agosto de 2013
38.Sharma B, Agrawal J & Gupta A. Emerging Challenge: Fluoride Contamination in Groundwater in Agra District, Uttar Pradesh. Asian J. Exp. Biol. Sci. Vol 2(1) 2011: 131-134
39.IPCS "Environmental Health Criteria for Fluorides", EHC 227, Capítulo 1: Resumo e Conclusões, p. 4, secção 1.4
40. Sources Of Fluoride; Fluoride Action Network; http://fluoridealert.org/issues/sources/ (acedido em 6/05/2014)
41.Sources of fluoride; Osteosarcoma Legal help http://www.fluoride- osteosarcoma-law.com/sources_fluoride.html (acedido em 7/05/2014)
42. fontes de flúor; Ministério da Saúde - Manatu Hauora, 2014
43.Mulyani D, McIntyre J. Caries inhibitory effect of fluoridated sugar in a trial in Indonesia. Aust Dent J. 2002 Dec;47(4):314-20.
44. Luoma H. Fluoride in sugar. Int Dent J. 1985 Mar;35(1):43-9.
45.Hicks R; Dental Health & Fluoride treatment, WebMD 19 de julho de 2012 (http://www.webmd.boots.com/oral-health/guide/fluoride-treatment?page=3) (acedido em 8/05/2014)
46.Flay B, Biglan A, Boruch R, Castro F, Gottfredson D, Kellam S et al; Standards of Evidence: Criteria for Efficacy, Effectiveness and Dissemination; Prevention Science; DOI: 10.1007/s11121-005-5553-y

47.Espelid I; Caries preventive effect of fluoride in milk, salt and tablets: A literature review, European Archives of Paediatric Dentistry 10 (3). 2009

48. Ismail A, Fluoride supplements: current effectiveness, side effects, and recommendations; Community Dent Oral Epidemiology 1994: 22: 164-72

49 Centro de Investigação Australiano para a Saúde Oral da População (ARCPOH), 2006. The use of fluorides in Australia: guidelines. Australian Dental Journal 51(2):195-9

50.Kumar J, Moss M. Fluorides in Dental Public Health Programs (Fluoretos em programas de saúde pública dentária). Dent Clin N Am 52 (2008) 387-401

51. http://www.fluoridation.com/definit.htm (acedido em 10/05/2014)

52. DenBesten P, Biological Mechanisms of Dental Fluorosis relevant to the use of fluoride supplements; Community Dent Oral Epidemiol 1999; 27: 41-7

53.Sundstrom B, Arends J, Jongebloed WL, Bouchouchi M. Morfologia das regiões exteriores do esmalte decíduo humano fluorizado. Caries Res 1980; 14:381-8

54.DenBesten PK. Efeitos do flúor na secreção e remoção de proteínas durante o desenvolvimento do esmalte no rato. J Dent Res 1986; 65: 1272-7

55. DenBesten PK, Thariani H. mecanismos biológicos da fluorose e nível e tempo de exposição sistémica ao flúor em relação à fluorose. J Dent Res 1992; 71: 1238-43

56.Bronckers ALJJ, Woltgens JHM. Short term effects of fluoride on biosynthesis of enamel-matrix proteins and dentin collagens and on mineralization during hamster tooth germ development in organ culture. Arch Oral Biol 1985; 39: 181-5

57. Ismail A, Bandekar R. Fluoride supplements and fluorosis: a meta-analysis (Suplementos de flúor e fluorose: uma meta-análise). Community Dent Oral Epidemiol 1999; 27: 48-56

58.Petitti DB. Meta-análise, análise de decisão e análise custo-efetividade. Methods for quantitative synthesis in medicine. New York: Oxford Univ Pr; 1994. P. 90-123

59.Woltgens JHM, Etty EJ, Nieuwland WMD, Lyaruu DM. Use of fluoride by young children and prevalence of mottled enamel. Adv Res 1989; 3: 177-82

60.Limeback H. Enamel formation and the effects of fluoride (Formação do esmalte e efeitos do flúor). Community Dent Oral Epidemiol 1994; 3: 177-82

61.Tópicos de saúde oral: Fluoride supplements. American Dental Association: http://www.ada.org/en/member-center/oral-health-topics/fluoride-supplements (acedido em 23/05/2014)

62.multivitaminas/fluoreto comprimido mastigável - oral. Revisto clinicamente por um médico em 4/16/2014. Medicinenet.com http://www.medicinenet.com/multivitamins_with_fluoride-tablets/article.htm (acedido em 23/05/2014)

63. Comprimidos mastigáveis de fluoreto de sódio.

http://www.drugs.com/cdi/sodium-fluoride- chewable-tablets.html (acedido em 23/05/2014)

64. Lagerlof F, Oliveby A, Ekstrand J. Physiological factors influencing salivary clearance of sugar and fluoride, f Dent Res 1987; 66: 430-5.

65. Oliveby A, Weetman DA, Geddes DAM, Lagerlof F. The effect of salivary clearance of sucrose and fluoride on human dental plaque acidogenicity. Arch Oral Biol 1990; 35: 907-11

66. Sjogren K, Birkhed D, Persson L e Noren J. Salivary fluoride clearance after a single intake of fluoride tablets and chewing gums in children, adults, and dry mouth patients. J Dent Res 1993; 101: 274-8

67. PRIMOSCHI R, WEATHERELL J, STRONG M. Distribution and Retention of Salivary Fluoride from a Sodium Fluoride Tablet Following Various Intraoral Dissolution Methods. J Dent Res; 65(7):1001-1005 julho de 1986.

68. Bottenberg P, Bultmann C, e Graber H. Distribution of Fluoride in the Oral Cavity after Application of a Bioadhesive Fluoride-releasing Tablet. J Dent Res 77(1): 68-72, janeiro, 1998

69. Cardinal J (1985). Sistemas matriciais. In: Medical applications of controlled release. Vol. I. Langer RS, Wise DL, editores. Boca Raton, FL: CRC Press, pp. 42-67.

70. Bottenberg P, Cleymaet R, Rohrkasten K, Lampert F. Microhardness changes in surface enamel after application of bioadhesive fluoride tablets in situ. Clin Oral Invest (2000) 4:153-156

71. https://healthy.kaiserpermanente .org/health/care/consumer/health-wellness/drugs-and-natural-medicines/drug-encyclopedia/medicine-information/!ut/p/a1/hc7BT4MwGAXwv2UHjksflLHOG2MRS4VhRhz2YpBVJKmFYLdk 70y8bCD-t3eyy8vH5GkJNJUp7apbNuZSo9ZBs8F-Ha9dkPA5QvwPGHZhjEPESV7khDZ6O7lgp erO1vHDg4DMdGmfo877vBamUdEDl2fENKj 8J36RWvO2OVsYMyBzWoYdS6qyutSKnM Pjx7 a13hP59 -OYwG2y-wZbf8XA0- gu4pkA4uUE8hCcpVi4CGkAHhRULNPMRexPAJQXBbiPMCXFYV4XAk KeD glwtB-nd2pvp0 7rjLQ9ns0-i-rKY/dl5/d5/L2dBISEvZ0FBIS9nQSEh/ (acedido em 15/05/2014)

72. http://atlantagentledental.com/news/loziflur/ (acedido em 15/05/2014)

73. Lorentzen B, Birkeland J e Lokken P. A comparison between the release of fluoride from sodium fluoride lozenges and bone meal tablets. Community Dent. Oral Epidemiol. 1976: 4: 140-141

74. Stecksen-Blicks C, Holgerson P & Twetman S. Effect of xylitol and xylitol-fluoride lozenges on approximal caries development in high-caries-risk children. Jornal Internacional de Odontopediatria 2008; 18: 170-177

75. Tenovuo J , Hurme T, Ahola A, Svedberg C, Ostela I, Lenander-Lumikari M & M.

Neva. Libertação de agentes cariostáticos de um novo flúor tamponante e pastilha contendo xilitol para a saliva humana inteira in vivo. Journal of Oral Rehabilitation 1997 24: 325-331
76. http://www.dentirol.se/index.php?page=plus&site=2 (acedido em 16/05/2014)
77.http://dailymed.nlm.nih.gov/dailymed/lookup.cfm?setid=2e05a9bf-f8e7-41b1-b382-2dc9d8dafee4 (acedido em 17/05/2014)
78. http://www.medicinenei.com/multivitamins with fluoride2 oral drops/article.htm (acedido em 17/05/2014)
79. http: //www.drugs.com/cdi/sodium-fluoride-drops. html (acedido em 17/05/2014)
80.http://www.webmd.com/drugs/drug-503-sodium+fluoride+oral.aspx?drugid=503&drugname=sodium+fluoride+oral (acedido em 17/05/2014)
81.Mehta F, Keservani R, Karthikeyan C e Trivedi P. Chewing gum as a drug delivery system. Arquivos de Pesquisa em Ciências Aplicadas, 2010, 2 (2): 79-99
82.Suyama E, Tamura T, Ozawa T, Suzuki A, Iijima Y, Saito T. Remineralização e resistência ácida das lesões do esmalte após a mastigação de pastilhas elásticas contendo flúor extraído do chá verde. Australian Dental Journal 2011; 56: 394-400.
83.Sjogren K, Birkhed D, Persson LG, Noren JG: Depuração do flúor salivar após uma única ingestão de pastilhas de flúor e gomas de mascar em crianças, adultos e doentes com boca seca. Scand J Dent Res 1993; 101: 274-8.
84.Thohld I, Lindau B, Twetman S. Effect of Maternal Use of Chewing Gums Containing Xylitol, Chiorhexidine or Filuoride on Mutans Streptococci Colonization in the Mothers' infant Children. Saúde Oral e Odontologia Preventiva. Voi 1, No 1, 2003, (53-57)
85.EkstrandJ, FejerskovO, Silverstone LM (Eds). Fluoride in Dentistry. Copenhaga: Munksgaard1988. Capítulos 3 e 7
86.http://lpi.oregonstate.edu/infocenter/minerals/fluoride/ (acedido em 18/05/2014)
87.Pratusha N, Banji O, Banji D, Ragini M, Pavani B. Fluoride toxicity- A harsh reality. Revista Internacional de Investigação em Farmácia. 2(4) 2011 79-85
88. Agalakova N e Gusev G. Molecular Mechanisms of Cytotoxicity and Apoptosis Induced by Inorganic Fluoride. Academia Russa de Ciências, Rede Internacional de Investigação Académica, Journal of Cell Biology, Volume 2012, Artigo ID 403835
89. Warren JJ, Levy SM. Systemic Fluoride. Sources, amounts, and effects of ingestion. Dent Clin North Am. 1999; 43: 695-711.4
90. Peter S. Essentials of Preventive and Community Dentistry (Fundamentos da Odontologia Preventiva e Comunitária). Quarta edição, junho de 2009. Arya(Medi) Publishers.

91. Hiremath SS, Livro de Texto de Odontologia Preventiva e Comunitária. Segunda edição 2011. Reed Elsevier India Pvt Ltd.
92. Arlappa N, Qureshi A, Srinivas R. Fluorosis in India: an overview. Int J Res Dev Health. abril de 2013; Vol 1(2)
93.WhitfordGM. The Metabolism and Toxicity of Fluoride. 2nded. Monografias em Oral Science Vol16. Capítulos VII e VIII.
94.Reddy D. Endemic Skeletal Fluorosis and Ways to Contain It; Telangana Jagruti(http://www.fluorosisinandhra.org/Booklet Fluorosis.pdf) (acedido em 19/05/2014)
95.Anuradha C, Kanno S, Hirani S. Fluoride induces apoptosis by caspase-3 activation in human leukemia HL-60 cells. Arch Toxicol 2000; 74: 226-230.
96.Seraj B, Shahrabi M, Falahzade M, Falahzade F, Akhondi N. effect of high fluoride concentration in drinking water on children's intelligence (efeito da elevada concentração de fluoreto na água potável na inteligência das crianças). J Dent Tehran Univ Med Sci 2006; 19: 80-6
97.Bouaziz H, ketata S, Jammoussi K, et al. Efeitos do fluoreto de sódio na toxicidade hepática em ratinhos adultos e nas suas crias. Pest Biochem Physiol 2006; 86: 124-30
98.http://www.astdd.org/use-of-fluoride-school-based-fluoride-mouthrmse-and-supplement-programs/ (acedido em 19/05/2014)
99.CDC. Recommendations for using fluoride to prevent and control dental caries in the United States. MMWR2001;50(RR14):1-42. Disponível em: http://www.cdc.gov/mmwr/preview/mmwrhtml/rr5014a1.htm (acedido em 19/05/2014)
100. Diretrizes sobre a terapia com flúor. Academia Americana de Odontopediatria. Manual de Referência V 35 / N o 6 1 3 / 14
101. Rozier, et al. Evidence-based clinical recommendations on the prescription of dietary fluoride supplements for caries prevention: a report of the ADA Council on Scientific Affairs. Recomendações clínicas baseadas em evidências sobre a prescrição de suplementos dietéticos de flúor para a prevenção de cáries. JADA 2010; 141:1480-1489.
102. suplementação de flúor para crianças: Recomendação provisória de política. Comité de Nutrição. Pediatrics 1995;95;777 (http://pediatrics.aappublications.Org/content/95/5/777) (acedido em 19/05/2014)
103. http://www.cdc.goV/mmwr/preview/mmwrhtml/rr5014a1.htm#tab1. (acedido em 20/05/2014)
104.Yadav O, Soni A, Mohapatra A, Tandon C, Choudhary P, Agarwal M. Fluoride ions concentration in saliva and urine after ingestion of sodium fluoride tablet in hostel inmates of dental college. J. Adv Oral Research. Vol 4, edição 5, setembro-

dezembro de 2013 11-14

105.Meyer-Lueckel, Grundmann E, Stang A. Effects of fluoride tablets on caries and fluorosis occurrence among 6-9years olds using fluoridated salt. Community Dent Oral Epidemiol 2010; 38: 315-323

106.Gupta P, Sandesh N. Estimation of fluoride concentration in tea infusions, prepared from different forms of tea, commercially available in Mathura city. Jornal da Sociedade Internacional de Odontologia Preventiva e Comunitária. julho-dezembro de 2012, Vol. 2, No. 2

107.Manipal S, Joseph John J, Saravanan S, Arumugham M. Níveis de flúor em várias fontes de água potável disponíveis em Chennai - Um inquérito domiciliário. J. Adv Oral Research, Vol 4; Issue 2: maio - agosto de 2013.

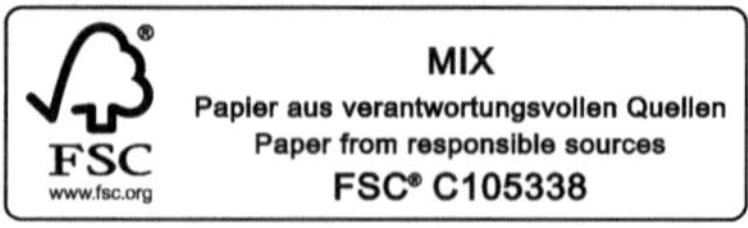

Printed by Books on Demand GmbH, Norderstedt / Germany